地域包括ケアをすすめる公衆衛生看護学 演習・実習

OGATA YUKIKO
尾形由起子

YAMASHITA KIYOKA
山下清香 編集

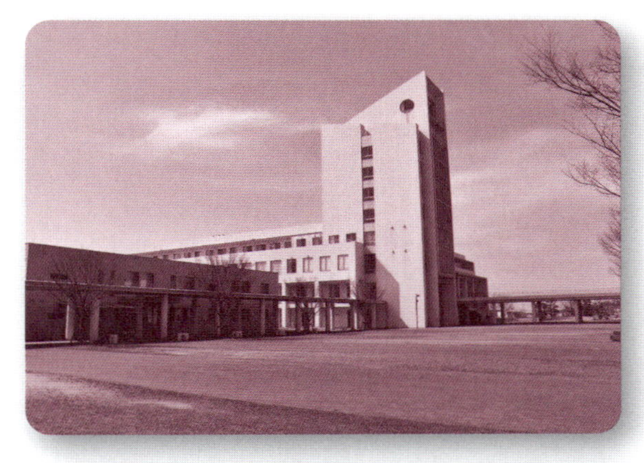

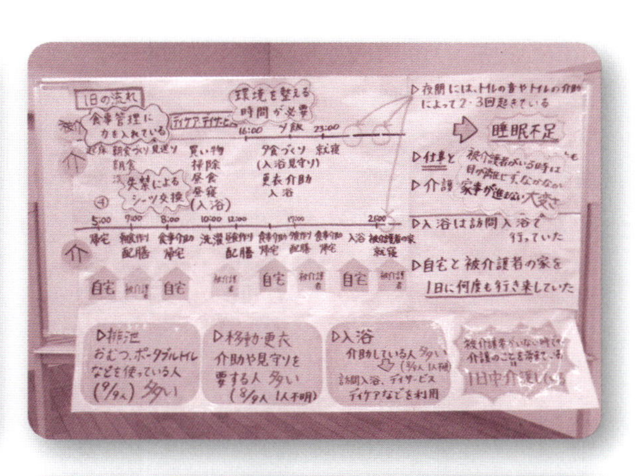

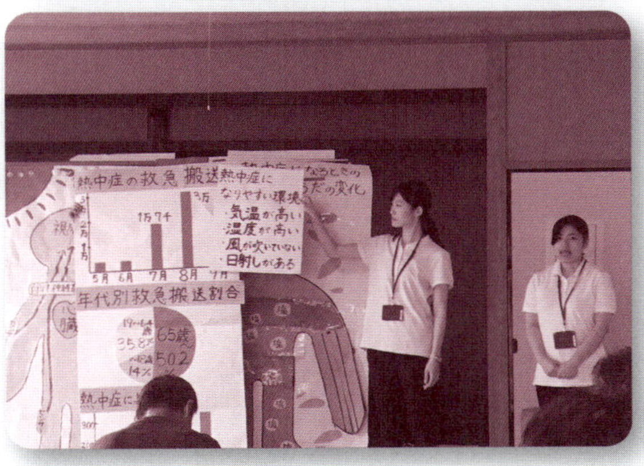

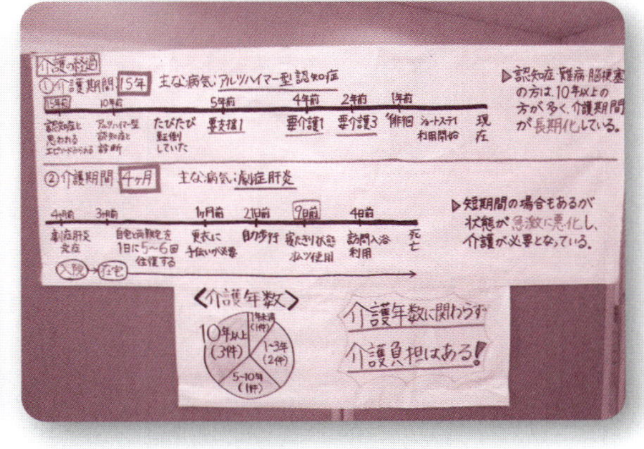

クオリティケア

執筆者一覧

編集

尾形由起子　　福岡県立大学看護学部 教授
山下　清香　　福岡県立大学看護学部 准教授

執筆（50音順）

櫟　 直 美　　福岡県立大学看護学部 准教授
江上千代美　　福岡県立大学看護学部 教授
岡田　麻里　　県立広島大学保健福祉学部 講師
尾形由起子　　編集に同じ
小野　順子　　福岡県立大学看護学部 講師
香月　眞美　　直方市役所教育委員会こども育成課
迫山　博美　　元周南市保健師
高原　洋城　　田川市役所市民生活部高齢障害課
中村美穂子　　福岡県立大学看護学部 助手
楢橋　明子　　福岡県立大学看護学部 助教
山口のり子　　田川市立病院 医療連携室
山下　清香　　編集に同じ

資料作成協力

手島　聖子　　福岡県立大学看護学部 助教

目　次

はじめに

複雑化してくる社会背景の中で，少子高齢化は進展し，地域において，高齢者が住み続けるための寝たきり予防の保健活動や在宅で療養するための住民活動の支援の重要性がうたわれている。高齢化が加速する中，在宅療養のニーズが高まり，在宅で療養する者への支援に対する需要も拡大している。また，少子化がすすむ中，妊娠・出産し，子育てをする母親への支援ニーズはますます高まってきている。地域における看護活動も多様なあり方が模索され，地域で活動展開する保健師は，母子，成人，高齢者，障がい，精神とそれぞれの健康課題解決のための個人・家族の支援を行いながら，地域全体の課題と連動させた支援が求められている。

地域社会の関係性が希薄化し，個別性のある個々の問題に対し，地域全体で解決することは困難に思える現状にある。しかし，人々は未曽有の高齢社会に立ち向かうべく知恵を出し合い，普段の人々の暮らしに寄り添う支援が始まっている。

本学では，2011 年度より，本学近隣の地域において，地域看護学教育の一環として，学生による健康教育と家庭訪問を行っている。当時，保健師国家試験受験資格を全員必須としており，100 名の学生 20 名ずつを近隣市町村のなかの各地区を担当させ，地域看護学実習として，地区踏査，地区の活動の参加および健康教育，そして，学生のみの家庭訪問を実施してきた。学生が自分の担当地区として捉え，住民の方々との信頼関係の構築，そして，その地域にあった健康教育を行い，さらには，住民おひとりお一人の姿をご家庭でとらえることで，本来，地域で暮らす人々のための看護とは何かについての学び場となっていた。

2015 年より，保健師国家試験受験資格を選択制とし公衆衛生看護学を基盤とすることになり，公衆衛生看護アセスメント論Ⅰ・Ⅱとして，対象（個人・家族・集団・地域）の理解のための情報収集方法と支援のためのアセスメントを公衆衛生看護学Ⅰ（概論）を導入後に展開している。さらに，アセスメントよりプランニングした看護活動の展開として，公衆衛生看護技術論Ⅰ（個別支援）・公衆衛生看護技術論Ⅱ（集団支援）を同時に開講し演習を行いその後，実習へとつながっている。

公衆衛生看護の目的とする「自らの健康や QOL（生活の質）を維持・改善する能力の向上及び対象を取り巻く環境の改善を支援することにより，健康の保持増進，健康障害の予防と回復促進し，もって人々の生命の延伸，社会の安寧に寄与することである」としている（日本公衆衛生看護学会　2014 年）。

今後，さらに超高齢社会と当時に多死社会となり，いかに高齢者自らが望む生き方を全うできかつ尊厳を保った支援を行うか，少子化による人口減少にどう立ち向かうか，そして，地域における健康格差をない街にするのか，情報や交通の発達によるグローバル化のなかで感染症対策や危機管理を行っていくかなど取り組むべき課題は多い。保健師を含め看護職のみならず他職種と共に手を携え，繋がり合い，効果的でかつ質の高い支援がのぞまれる。他職種の方々へ保健師の役割や使う看護技術について理解をえるためにも，具体的な教育内容の提示が必要であるのではないかと考える。

よって，本書により，これからの地域包括ケアシステム構築のために，保健師をはじめ看護職のみなさんそして他職種の方々にも地域全体で協働するための役割理解に活用頂ければ幸いである。

2019 年 7 月

福岡県立大学　尾形由起子

序章 地域包括ケアをすすめる看護学演習・実習

1. 本の内容

〈個別支援から集団支援そして地域の健康課題解決方法を考える思考と技術を身につける〉

地域に暮らす人々が主体的に問題を解決するためには，住民自らが健康課題に気づき，解決のための行動につなげることができる支援が必要である。

医療依存度の高い状態で在宅療養を行う本人や家族介護者にとって，必要な医療や生活支援を行う多くの専門職が手を携えて繋がっている体制づくりが広がっているが，当事者である地域住民を含んだ包括的なケアシステム構築のための保健活動を進める必要があるといえる。そこで現代社会の問題をとらえた講義，演習，実習と連動が必要であると考えた。

主体的な地域住民の活動を支える専門職である保健師に対し，協働的な支援を行うための力量を身につけるための実践的な教育を行う必要がある。

主に，演習科目として，その教育を行っている。その教育プロセスとして，まず，一人の当事者の意識をつかむことがある。初学者の学生にとって，当事者・家族が自らの生活史を語っていただくことが重要である。現実の高齢者介護の実態に触れ，学生は追体験し，人生の中の介護の意味をとらえることができる。この家庭訪問を通し，地域住民と学生との間に関係が生まれる。生活史を語って頂いた地域住民は安心して言語化する体験をもつことにもなる。そして，学生への語りを通して，介護の経過が意識化され，集団のなかでも自分のことを語る準備ができる。

介護体験を聴くことができた学生は，その課題が身体的，精神的，社会的にどのような影響があるのかについてアセスメントする。まず，学生個々人でアセスメントしグループ学習活動につなげる。体験の中で起こっている健康課題がどのような要因に影響を受けているのかについて意見交換によって分析を深める。その分析により図式化された資料を作成し，地域住民に説明する。学生は，地域住民に対しその資料作成過程において，学生間の共感の輪を体験する。

地域住民への報告会として，個別事例から見える「生きているからだの状態」は，個々人の違いはあるもののその状態を左右しているのは「生活」であるとし説明する。個人のからだと地域社会は深い関係の中で成り立っていることを認識してもらう学習となる。

この一連の学習プロセスは，地域住民にとっても，実生活に即した健康課題に対する主体的な活動へ結びつけるものであり，その理論として，「主体形成の社会教育学」が参考になる。それは，地域住民自らが意識変革する過程，すなわち，意識化，自己意識化，そして実践的統一としての理性の形成につながる。それを学習過程として体験することを演習として取り組んでいる。

2. 背景―高齢者の保健福祉医療の変遷―

高齢者は，健康面においても多くの問題を抱えていると同時に，経済的にも収入が減少し社会的に孤立する傾向があるなど，多くの点で社会的弱者である条件を備えている。

わが国の総人口に占める65歳以上の高齢者の割合は，1970年には7.1％であったが，2025年には30.3％に達すると予測されている。このように高齢者人口が増加したのは，第2次世界大戦後のベビーブームといわれる時代以降に出生率が低下したこととともに，成人の死亡率も低下したためであると言われている。

わが国の老人福祉対策は，1963（昭和38）年の老人福祉法制定によって積極的な進展をみることとなった。1972（昭和47）年には，高齢者に対する福祉施策として老人健康診査事業が開始した。その10年後の1982（昭和57）年，老人保健法は改正され，老人医療費の支給が開始した。

1990（平成2）年の社会福祉関係8法の改正によって，地域福祉の充実と推進を目指し，施設ケアから在宅ケア中心へ転換することとなった。

2000（平成12）年に介護保険法が施行され，老人福祉施設は介護保険法でも規定されるようになった。本法律は，介護を必要とする状態となることを保険事故とし，保険料収入を介護サービスの新たな財源とするとともに，介護に伴う負担を社会全体で支えるものにしようとするものである。この法律によれば被保険者は，65歳以上の高齢者および40歳以上の加齢に伴って生じる心身の変化に起因する疾病（悪性新生物〈治療見込みのないもの〉，難病の一部，認知症，脳血管疾患など16疾患）をもつ者である。在宅または施設における保険給付を必要とするもの（被保険者）は市町村に申請する。市町村（保険者）は，要介護認定のための調査を行い，その結果はコンピューターによる一次判定後，保健，医療および福祉の学識経験者からなる介護認定審査会において一次判定した後，特記事項および主治医意見書をもとに審査判定（2次判定）が行われ，その審査結果により，介護サービス内容（介護度）が決定される。

高齢者保健医療の課題は，産業構造や就業構造の変化とともに，家族制度の変革，扶養意識の変容，核家族化の進展化が大きい上，住宅事情の窮迫など物理的な環境によってもますます厳しいものになっている。高齢者福祉においては，①高齢者の扶養する子の経済的負担の増大，②高齢考世帯やひとり暮らし高齢者の増加，③健康上の不安や寝たきり高齢者，認知症高齢者，④長い老後をどう過ごすかという生きがい，などが問題となっている。

将来にわたり医療保険制度を持続可能なものにしていくために，2008（平成20）年，「医療制度改革大綱」が出され，1）「医療費適正化の総合的な推進」，2）新たな高齢者医療制度の創設」，3）保険者の再編・統合などの措置を講じるための「健康保険法などの一部を改正する法律」が施行された。

2018（平成 30）年までに，地域おける包括的・継続的なマネジメント機能を強化する観点から市町村を実施主体として，地域支援事業に取組むこととなっている。その具体的な方法として，①地域の医療・介護関係者による会議の開催，②在宅医療・介護関係者の研修等の開催，③在宅医療と介護サービスを一体的に提供する体制の構築などが必要である。また，認知症対策や地域包括支援センター等による多職種の事例検討（地域ケア会議）の実施，生活支援の充実・強化を図るための生活支援コーディネーターの配置や協議体の設置が求められている。都道府県は地域における医療提供体制の確保についての医療計画の策定や市町村への支援が求められている。さらに，地域包括ケアシステムの構築にむけて，今後増大することが予測されている医療ニーズを併せ持つ中重度の要介護者や認知症高齢者への対応として，24 時間 365 日の在宅生活を支援する定期巡回・随時対応型訪問介護や看護の力量形成といった質の確保と多死社会に対応する量的サービス機能強化が図られることとなる。

3. 地域の健康課題解決のための地域包括ケアとは

高齢者が住み慣れた地域において自立した日常生活を営むために，要介護状態になる原因を予防することが重要である。そのためには，生活習慣病や閉じこもり，体力の低下等を予防する健康的な生活習慣を普及・定着する取組みの強化が必要である。

健康寿命延伸のためには，食事や運動，転倒防止等の具体的で実現可能な形で，生活に取り入れることができる指導内容を検討することが大切である。その内容は，都市部の密集地帯や山間部といった人々の暮らす地域によりひとえに外出支援と言えども，阻害する要因が違ってくる。都市部では交通事故，山間部では坂道などのバリアをどうするか，それぞれ暮らしの中で地域に起こりうる危険性は何であるのか，それぞれで異なる。看護職はその課題を踏まえ，高齢者を支える地域の社会資源にどのようなものがあるのか，その社会資源はどのように機能しているかなど地域の特性を把握して，その地域が暮らし続けることができるよう社会資源の過不足をみすえ，健康課題解決のための保健事業を計画・実施する必要がある。

特に，75 歳以上の後期高齢者については，残された能力により生きがいとなる出来事が継続できるように支援し，その能力が落ちないようにすること，QOL（生活の質）を維持することが重要である。身体状況，運動能力，日常生活能力は，加齢に伴って変化し個人差が大きくなる。そのため，集団での画一的な保健指導ではなく，加齢の変化に応じた，健康相談，保健指導を行うことが必要である。

保健活動の目的は，高齢者が最期まで自分らしく生きることができように支援することである。高齢者の人としての尊厳とその人なりの健康観をもち，個人，家族と主体的に生きがいをもって生活をしていけるように支援することである。

そのためには，高齢者個々人に応じた加齢に伴う，身体的，精神的，社会的変化を理解し，その人らしい人生とは何かを高齢者自身で確認しながら，保健活動を実践する必要がある。

高齢者に対する保健活動は，個人，家族，集団に行うばかりでなく，超高齢社会の中で，高齢者が「住み慣れた地域で最期まで生活ができるように」その地域性をふまえ，その地域独自の保健・医療・福祉のシステムを構築することの必要性が高まっている。

4. 地域包括ケアをすすめる看護学演習・実習の特徴

学習の展開として，演習では，個別事例を基に地域の健康課題を把握する技術と地域全体の特徴を総合的に把握し健康課題を抽出する技術を中心に学習する。それをもとに実習を通して，実践現場で把握できる情報を収集し，それらの多様な情報を総合して地域の特徴と健康課題を検討し，地域診断の技術習得をめざす。

個別事例を基にした地域の健康課題を把握する技術を習得するために，当事者活動から発信するしくみづくりのモデルを参考に，訪問インタビューと複数事例の分析をもとに地域の関係者への報告会を実施する過程を紹介した。これは，調査によるデータ収集でもあり，家庭訪問による情報を活用した情報収集でもあり，地域の関係者との課題共有の過程までを学習する。地域の健康課題の分析では，松下のモデルを参考にした。

地域全体の特徴を把握し，健康課題を抽出する技術を習得するために，コミュニティアズパートナーモデルを用いて，特定の市町村及び保健所管轄区域の情報収集と健康課題の検討過程を紹介した。これは，主に国が示す統計データと自治体のホームページ等のインターネット情報を収集することで，地域診断に必要な情報の種類を理解し，健康課題を検討する過程を学習する。さらに地区踏査を実施し，地域の観察によるデータ収集について学習し，インターネット情報を合わせて地域の健康課題の抽出を学習する。

以上の演習プロセスを踏まえ，実習では，実践現場における保健事業実績を基にした情報収集と，地域の住民や関係者へのインタビューを通した情報収集を行い，それらの情報も併せて総合的に地域の健康課題について考察する。

1章 地域の健康課題の把握
―個別事例から地域の健康課題を把握する方法―

1. 介護経験者の個別事例から地域の健康課題を把握する方法の概要

多くの事例を経験したベテラン保健師は，経験をもとに起こりうることを予測し，生じている現象の背景となる要因を予測する。実際に把握した情報と経験によって理解した要素をジグソーパズルのピースのように組み合わせ，事例の全体像を推測している。保健師は，個別事例に関わりながらこのような視点で地域の健康課題を把握する。

事例の数が多い健康問題や特殊な健康問題だけが地域の健康課題ではない。保健師は，事例を集計して統計的に把握することに加え，事例に共通する健康問題の関連要因を把握し，プロセスや背景の相違を比較することで隠れた要因を捉えようとする。つまり，複数事例から健康問題を把握してその関連要因を捉え，要因間の関連性を検討しそれらの構造を見出していくのである。健康問題と関連要因を構造化することで健康問題が生じる地域の実態を総体的に捉えることができ，優先的に取り組むべき課題を明らかにすることができる。個別事例から地域の実態を構造的に把握するプロセスでは，本人も無自覚のうちに健康障害の危険にさらされている人々の存在に気づき，当たり前のことと見過ごしていた課題の存在や当事者の抱える問題の深刻さに改めて気づかされる。このような健康課題のアセスメント結果からは，住民や関係者と健康課題についての対話の場をつくることができる。対話によってさらに生活実態が明らかになり，地域の健康課題を深く理解し把握することができる。

この学習展開は，訪問インタビューと複数事例の分析，その結果をもとに地域の関係者と話し合いを行う当事者活動から発信するしくみづくりのモデルを参考にした[1)2)]。

第1章では，在宅介護の経験者の個別の家庭訪問によるインタビューの実施とアセスメント，第2章では複数事例の実態から地域の健康課題を抽出するための情報整理とアセスメント，第3章では地域の健康課題のアセスメント結果の関係者への報告会について説明する。

2. 学習目的

介護経験者の個別の介護体験から在宅介護の実態を把握し，生活の中で健康問題が引き起こされる機序を捉えることができる。

3. 学習目標

①介護経験者の介護体験プロセスを聞き取り，介護中心の生活の実態を把握することができる。
②介護を中心とした生活から健康問題が生じていることを理解することができる。
③在宅介護者の心情を聞き取り，気持ちの揺れや葛藤を理解することができる。

4. 学習プログラム

1）事前学習

介護経験者から聞き取った情報から健康問題を把握するためには，在宅介護の現状や介護負担に関する知識と地域の概況の理解が重要である。

そのために，まず在宅看護学や老年看護学，公衆衛生看護学で学習した高齢者保健福祉活動や在宅介護の内容を確認し，在宅介護と介護負担に関する知識を復習する。また，「介護者」「介護負担」「在宅介護」等のキーワードで文献検索を行い，先行研究で明らかにされていることを把握する。介護負担の概念と構成要素，関連要因，在宅介護の実態や介護者の実態について学習しておく。

また，地域の概況の把握では，人口や高齢化率などの基本統計，物理的環境や交通機関，介護関連の公的サービスや社会資源等を把握する。地域の情報収集は，コミュニティアズパートナーモデル等を活用するとよい。

2）訪問インタビュー

(1) 目　標

①介護者に対して支援対象者として関心を向け，共感しながら傾聴することができる。
②介護者の介護体験プロセスを語ってもらい，介護の実態と介護者の思いが理解できる。
③在宅介護者の健康情報を聞き取り，健康状態を把握することができる。

(2) 訪問インタビューの概要

家庭訪問によって介護者から直接介護体験を聞くことは，地域における介護の実態を知ることであり，リアルな現実を認識することである。遠いところの出来事ではなく，学生が自分自身で関与することができる現実として認識することになる。このことは，支援者にとって支援行動を起こす大きな動機付けになる。地域の健康課題の把握は，対策を検討する前段階の不可欠な活動である。ここでは，介護者の問題を地域の健康課題として捉え，解決策の検討につなげるための訪問インタビューの方法を学習する。

訪問インタビューでは，2人1組で在宅での介護経験者に家庭訪問を行い，介護体験についてプロセスで聞き取りを行う。聞き漏らしや解釈の間違いを少なくするためには，単独よりも2名での訪問が望ましい。聞き取りでは，被介護者に着目するのではなく，介護者の体験に注目して話を聞いていく。介護状況，介護者の思い，介護者の健康状態がどのように変化したかについて，介護前，介護中，現在までの変化のプロセスがわかるように把握する。

(3) 聞き取り内容

介護の実態を把握するために，次のような項目について聞き取る。

①介護者家族の状況：どのような家族が介護をしているのか。
家族構成（続柄，年齢，職業，健康状態等），介護者と被介護者との関係，住環境（住居，生活環境）など

②被介護者の状況：どのような人を介護しているのか。
疾患及び病歴，健康状態，身体機能と介護状況（ADL，介護認定等），生活状況

③介護者の状況：どのような人が介護しているのか。
健康状態：現病歴及び既往歴，健康状態（身体的・精神的・社会的），身体機能
生活状況：1日の生活，食事，運動，身体活動，睡眠，休養
　　　　　仕事，社会参加及び社会との交流，家事，趣味，外出手段
生活史：介護者のライフイベント
　　　　介護が始まる前後をどのように生きてきたか（仕事や社会とのかかわり）
　　　　その時々の介護者の気持ち

④介護経過：どのような経過であったか。
介護が始まるきっかけとその後の変化（入院，在宅，施設入所等）
被介護者の状況と介護の内容，被介護者や介護に対する気持ち
利用サービスとサービスに対する考え，家族の関りと家族に対する思い

(4) 聞き取り方法

- メモ用の白紙を準備し，介護者に介護体験について語ってもらう。介護者が語りたいことを気持ちよく語れるように聞く。
- 介護者がどのように話してよいかわからない様子であれば，聞き手の気持ちを伝えるなどして語りを促す。
  「これまでどのような思いでどのように介護してこられたのか聞かせていただけますか」
  「ご自宅での介護はご苦労が多かったのではないかと思うのですが，大変だったのはどのようなことでしたか」
- 介護者にとって重要な出来事について，介護者がどのような介護をしてきたか，どのような状況であったのか体験を一緒に明らかにするように尋ねる。
  「その時，具体的にどのように介護をしておられたのですか」
  「その時，助けてくれる人はいましたか」
  「役に立ったことはどのようなことでしたか」
- 体験は，できるだけ経過がわかるように聞く。
  「介護が始まった時はどのような状況でしたか」
  「その後どのように介護をしてこられましたか」
  「その前にはどのようにしておられたのですか」
- 介護者がどのような気持ちであったのか，できるだけ介護者の思いを聞く。介護者の労

をねぎらい，相槌を打つなどして気持ちに共感しながら話を聞くように努める。
「そのとき，どのようなお気持ちでしたか」
「ずいぶん頑張られたように思えますが，とても苦しいお気持ちではなかったですか」
「どうしてよいかわからなくなるような体験だったのですね」

- できるだけ介護者の顔を見ながら聞き，メモ用紙は介護者と一緒に見ることができるようにする。白紙には主な出来事や気持ちなどを時系列でメモし，経過がわかるようにする。
- 事実がわかりにくいことについては質問し可能な範囲で確認をするが，介護者が語りたくないことは無理には聞きださない。
- 介護者に体験について語っていただいたら，把握したい情報について可能な範囲で質問する。

（5）家庭訪問の実施手順

①訪問計画立案
- 聞き取り項目，訪問の流れについて具体的な計画案を作成する。
- 訪問し聞き取りを行うロールプレイを実施する。

②実施準備
- 事前に訪問日時と場所を電話で確認する。
- 携行品（血圧計，記録用紙，地図等）の準備をする。
- 交通手段と時間，訪問先までの経路等を具体的に確認する。

③実施
- 挨拶：挨拶をして了解を得てから玄関に入る。
- 自己紹介：自分の所属，身分をきちんと伝える。
- 訪問目的：訪問目的を伝える。
- 訪問のお礼：訪問を承諾していただいたことにお礼を述べ，聞き取りを始める。
- 聞き取り：インタビュー場所に落ち着いてから聞き取りを始める。
- お礼：インタビューについての感想などを述べ，感謝の気持ちを伝える。
- 報告会の案内：インタビューの報告会の案内をし，お誘いする。

④事後対応
- 報告：訪問インタビューから戻った後，訪問概要を報告する。
- 事後のお礼：訪問後，お礼の電話をする。

（6）訪問の記録

介護者の介護体験を理解するためには，まず聞き取った内容を思い出し情報として分類し記録する。記録することであいまいな記憶を可視化し，情報の意味や情報間の関連を検討して，介護体験をより深く理解することができる。情報整理に当たっては，種類別に整理する他，介護者にとってどのような体験であったか理解したり，生活実態をよりリアルに把握するために以下のような工夫をする。

①介護者の介護の状況，介護によって影響を受ける介護者の生活状況や健康状態，介護状

況に関連する被介護者の状況，介護の支援に関連する家族や近隣の状況，公的サービスの状況等に分類，整理し記載する。

②介護者の生活史と介護の状況を時系列で記載し，その時々の介護者の思いや気持ちも記載する。その場合，年月，介護者や被介護者の年齢を記載し，出来事の前後関係に矛盾がないように記載する。

③介護者の生活状況をよりリアルに把握するために，介護者の1日の生活時間や1週間の生活スケジュールを可視化する。

3）介護体験の理解

記録を整理した後，介護者がどのような経緯で介護をするようになったのか，介護によってどのように生活が変化したのかを読み取っていく。

介護の状況として，被介護者の疾患や病状の変化と介護の過程での出来事，介護者が担う介護内容の変化を把握する。介護者の生活状況については，介護を行う前と介護を行うようになってからどのように変化したかを把握する。医療や福祉サービスの利用状況や周囲の支援状況についても，そのプロセスを把握する。そして，介護プロセス全体の中で，介護者の身体的，精神的，社会的健康状態は，どのような変化をしてきたか，介護の過程で介護者がどのような思いをしてきたのか気持ちを把握する。

地域における生活は，客観的に把握できる事実だけではなく，介護者自身の主観的な体験世界でもある。介護体験の理解のゴールは，介護の客観的な事実を全て洗い出すことではなく，介護状況や生活状況の実態を把握して，介護の良し悪しを評価することでもない。介護者にとって重要な事象や事柄を抽出しそれらのエピソードを丁寧に分析し，その背景に潜んでいる事象を掬い上げようとする視点が必要なのである。そして重要なことは，介護者の心情を察しながら追体験することである。介護者が語った言葉から，介護の実態と介護者の立場で介護に対する思い，被介護者や家族，支援者に対する思い，自分自身の生活や健康に対する思いを推察する。介護者が語るエピソードから，介護を行う必要がない生活を想像し，在宅で介護するということはどのような体験であるのかを理解しようとすることが重要である。

4）アセスメントの実際

収集した情報は，まず介護者と被介護者それぞれに生活状況，身体的，精神的，社会的側面から見た健康状態に関する情報，介護内容等を集約し，概況を把握することができる（図1）。しかし，客観的な情報を列記するだけでは，介護体験を把握することは難しい。

エコマップ（図2）を作成することで，介護者家族に関わる人々や機関，組織の関係性や支援状況を把握することができ，住居の状況や見取り図（図3）を作成することで生活環境を掴むことができる。介護者と被介護者の1日の生活行動（図4）を時間の流れで記載すると，夜間の睡眠時間が分断され，見守りや付き添い，食事準備，洗濯など些細に見える介護が積み重なって介護者は時間に追われ，気の抜けない生活をしていることが把握できる。

また，介護者の生活史に沿って介護の経過とその時々の介護者の気持ち，健康状態を記

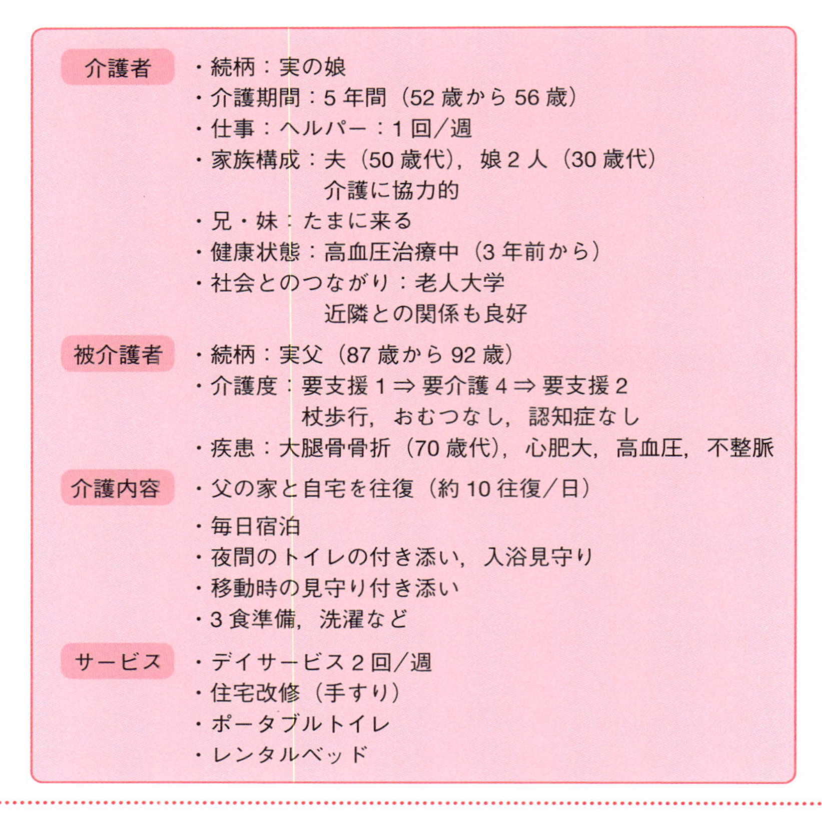

図１　介護の状況

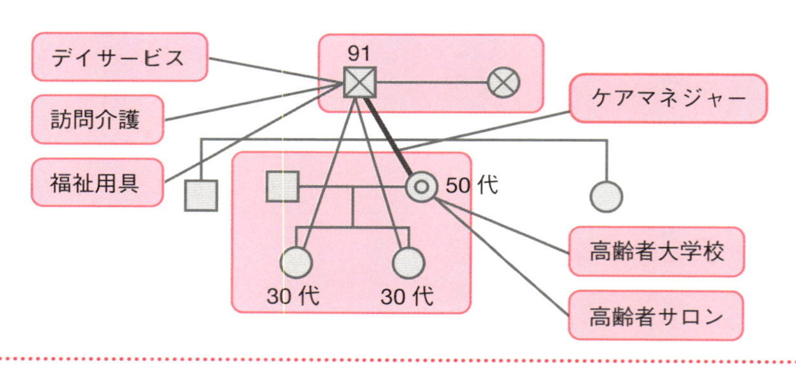

図２　エコマップ

載していくと，様々な出来事が連続し関連しており，介護者にはそれらに伴う様々な思いがあることがわかる（図５）。介護者個人の生活を何とか調整して，介護を生活の中心に据えた生活を作り上げており，揺れる気持ちを抱えながら介護を継続している様子が伝わってくる。そして，加齢変化のために高血圧や糖尿病，高脂血症を患っているのではなく，介護が介護者に圧し掛かり徐々に健康を損ねていることがわかってくる。また，周囲

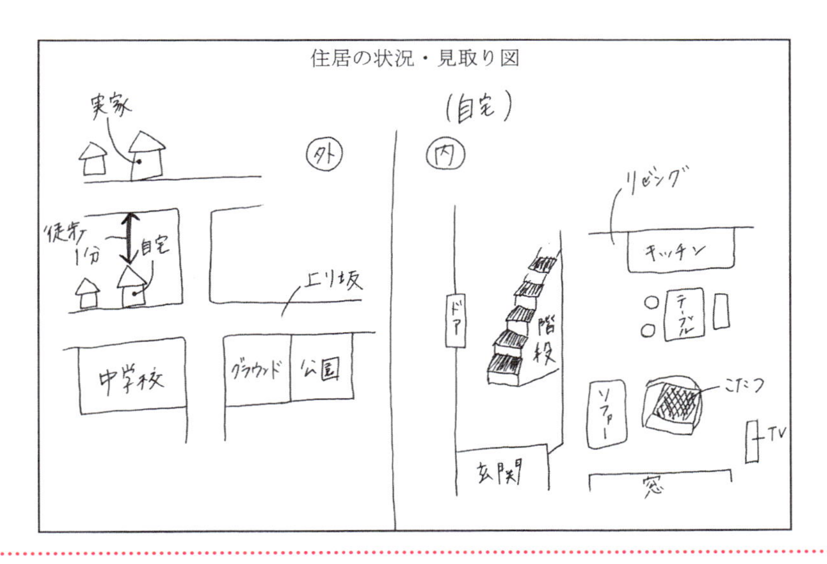

図3　住居の状況や見取り図

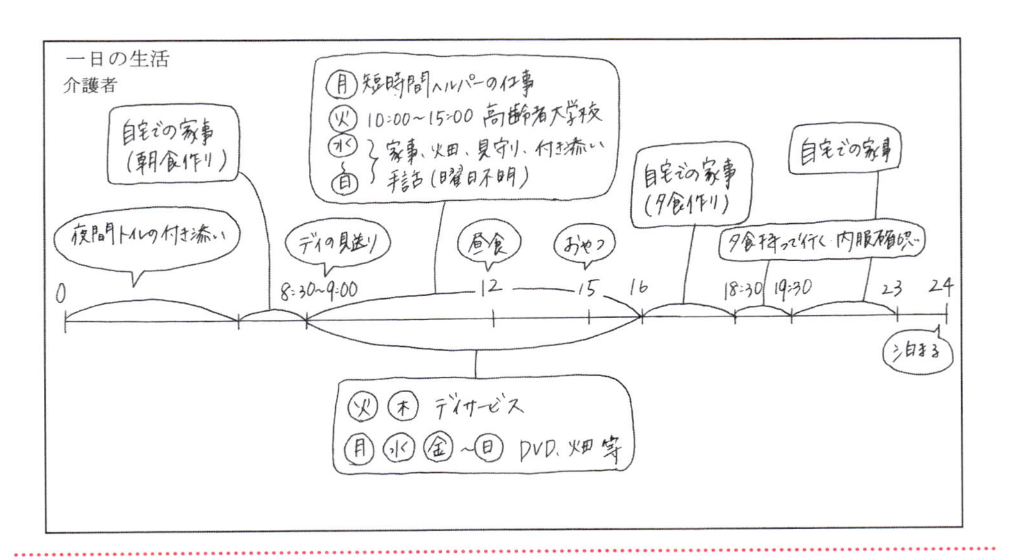

図4　介護者と被介護者の１日の生活行動

の人々の関り方が介護者に影響を与えており，負担感を減らしたり増やしたりしていることや，公的サービスは介護負担を軽減するが十分ではないことも見えてくる。

介護者の健康課題のアセスメントは，負担が大きいか小さいかといった単純な判断ではなく，介護を含む生活を総体的に捉え健康問題との関連を考察していくことである。まずは，個人の生活状況と健康問題を関連づけて捉えることが重要であり，客観的事実と主観的体験を合わせた理解が重要である。次の第２章では，介護者の健康問題と生活状況の関連について複数の事例を併せて分析し，地域の健康課題を構造的に捉える方法を学習する。

〈年月〉	2008年 （H21） 6年前	2009年 （H22） 5年前	2010年 （H23） 4年前	2011年 （H24） 3年前		2012年 （H25） 2年前	2013年 （H26.3） 1年前	2014年 （H27.3）
〈被介護者〉	87歳 独居 →	88歳 →	89歳 →	90歳 入院 →	自宅 →	91歳 →	92歳 死亡	
	要支援1 大腿骨頸部骨折			要介護4へ 足の手術 認知機能低下		要支援2へ	大動脈解離疑い	
〈介護者〉	51歳	52歳	53歳	54歳		55歳	56歳	57歳
〈介護状況〉	・毎日父の家に宿泊 夜間見守り ・食事準備、洗濯など 1日に10往復程する		・喧嘩をすると 腹が立ち自宅へ戻るが 心配になって様子を見に 行った		・毎日宿泊 夜間トイレ見守り			
〈生活状況〉	・介護のため退職	・ヘルパーを始めた 高齢者大学に通った		・高血圧治療開始 （降圧剤、頭痛等）			・治療継続 Bp:159/90	
〈気持ち〉	・社会的に取り残された ・孤独感		・「親は親」	血圧が気になった			・大変だったが、入所 させなくてよかった	
〈周囲の支援・サービス〉		・デイサービス　1回/週 ・ヘルパー　1回/週 （清掃）			3回/週 ・住宅改修			

図５　介護の経過

個別支援から集団支援そして地域の健康課題解決のための支援のための演習プロセス

個別事例から地域の健康課題を把握する方法

〈個別事例から地域の健康課題を把握〉

①事前学習（文献検討）
②インタビューガイド作成
③家庭訪問（インタビュー）
④事例の記録

〈地域の健康課題のアセスメント〉

①訪問記録から情報の整理
②一日の過ごし方（タイムスケジュール）の作成
③経過図（生活史）の作成
④健康状態と生活の関連図の作成
⑤介護負担と周囲の関わりの関連図の作成

〈地域住民及び関係者との健康課題の共有〉

①健康課題の場の設定
②学習内容の精選（上記の作成した資料）
③学習過程の検討
④プレゼンテーション
⑤対話
⑥評価

〈地域の健康課題の把握とその分析〉

①コミュニティアズパートナーモデルを活用した情報収集
②インターネットによる情報収集と情報整理
③課題の抽出

演習から実習へ展開する

2章 地域の健康課題のアセスメント

1. 地域の健康課題のアセスメントの概要

この章では複数の事例を集約し分析することによって，地域の健康課題を把握する方法を学習する。個々の介護者の体験は，地域の在宅介護の実態である。全数調査ではなくても事例の分析を重ねることで，その地域を象徴する実態を把握することができる。介護者の健康問題とその背景や関連要因を集約することで特徴を把握し，さらに各要素について事例間の相違や連続性の観点で分析することにより，ひとつの事例では把握できなかった姿を明らかにできる。アセスメントによって，介護者個人の健康問題が社会の在り様と密接に関わっており，介護者家族へのアプローチだけでは解決しない地域の課題を捉えることができる。

ここでは，まず介護者から聞き取った情報を分類し，各要素の特徴を把握する。次に要素を関連づけてアセスメントする。アセスメントの枠組みは，からだ（心身）の状態，生活，心身の健康と生活を取り巻く環境の要素に分けて健康課題を考える松下のモデルを参考にした[1)]。実際のアセスメントでは，これまで学習した知識を総動員する。健康問題の発生機序のアセスメントでは，解剖学や生理学など人体の構造やしくみ，病理学など疾患に関する知識が不可欠であり，生活状況や生活環境との関連のアセスメントでは，保健医療福祉制度や人間関係や心理学等の知識が必要である。さらにインタビューの際に感じたことを思い出し，介護者の体験を想像しながら看護職としての感性を発揮して，介護者の抱える介護負担や健康問題の姿を明らかにしていく。異常や問題を発見する視点ではなく，地域の人々がどのように暮らしていくことを望んでいるのかという観点で，普通の暮らしを妨げている状況を捉えることが重要である。

2. 学習目的

複数の事例の実態から在宅介護の実態を把握し，介護者の健康問題を地域の健康課題として把握することができる。

3. 学習目標

①複数の事例の情報を整理し，地域の在宅介護の実態を把握することができる。
②介護者の健康問題を把握し，介護による生活の変化が健康障害を引き起こす機序を推察することができる。
③介護負担にかかわる要因の関連を推察し，地域の健康課題を把握することができる。

4. 学習プログラム

1）項目別の情報整理

各事例の状況から「被介護者の状況」,「介護者家族の状況」,「介護者の健康状態」,「介護者の生活状況」,「介護状況」,「介護に対する思い」等に関する情報を抽出する（表1）。項目ごとに事例の情報を読み取り，比較検討しながら概要を要約する。まず多くの事例に共通する代表的な現象から全体的な特徴を把握する。そして，少数事例であっても介護負担との関連で重要と考えられる状況に着目し，把握する。

被介護者の状況は，被介護者の疾患，健康状態，治療状況，介護度，ADL，利用サービス等に関する情報である。これらからは，どのような状況の人が在宅で介護されているのかを把握する。同じ介護度であっても疾患によって必要な介護が異なることや，複数の疾患や障害を持つケースの介護，複数の高齢者が介護されているケースも把握できる。

介護者家族の状況は，家族構成，被介護者と介護者の関係，介護による家族関係の変化等である。これらから，どのような関係の人が介護を担っているか，どのような家族関係の中で在宅介護をしているのか把握する。核家族か複合家族か，老々介護か，別居の親族の関わり等協力関係が把握できる。

介護者の健康状態は，介護前，介護中，現在の健康状態，治療や受診状況等の情報である。これらからは，在宅介護が介護者の健康にどのように影響しているかを把握する。介護前から介護まで経過を追って把握し，治療が必要な疾患だけではなく，体調不良や疲労等治療するほどではない身体状況についても把握する。1日の生活や介護内容，介護経過から健康との関連を考え情報を抽出する。介護者本人が自覚していない場合もあるので，血圧など客観的な数値や服薬中の薬の種類などが把握できるとよい。

表1　介護経験に関する項目別の情報の内容

被介護者の状況	被介護者の疾患，健康状態，治療状況，介護度，ADL，利用サービス等
介護者家族の状況	家族構成，被介護者と介護者の関係，介護による家族関係の変化
介護者の健康状態	介護前の健康状態，介護中の健康状態（身体的，精神的，社会的），現在の健康状態
介護者の生活状況	食事，睡眠，身体活動，家事，仕事，地域交流・余暇活動，外出手段
介護状況	介護年数，介護内容，周囲の支援
介護に対する思い	介護に対する思い，周囲に対する思い，社会資源に対する思い 介護するうえで役に立ったこと，役に立たなかったこと

介護者の生活状況は，食事，睡眠，身体活動，家事，仕事，地域交流・余暇活動，外出手段等の情報である。これらから，介護によって介護者の生活がどのように影響を受けているか，介護者は自分の生活についてどのように感じているかを把握する。介護前の生活からどのように変化したかに注目し，介護をしない生活を想像しながら生活状況を推察する。生活行動が実施できているか否かだけでなく，意識的な努力によって生活が成り立っていないか介護者の立場になって考える。

介護状況は，介護年数，介護内容，周囲の支援等に関する情報であり，在宅介護で介護者がどのような介護を行っているか，家族や周囲の人からのどのような支援が得られているのかを把握する。介護の平均年数，最長年数，最短年数を把握する。介護負担と関連する介護内容や周囲の支援に留意する。

介護に対する思いは，介護すること自体に対する思い，周囲に対する思い，社会資源に対する思い，介護するうえで役に立ったこと，役に立たなかったこと等の情報である。これらから，介護者自身が被介護者や介護そのものをどのように感じ，周囲の支援をどのように認識しているかを把握する。できるだけ介護者のことばを抜き出し，介護者の負担軽減につながることと負担を増強させていることを把握する。

事例ごとの情報を分類して様式に記入したあと，項目毎に要約する。被介護者は，どのような疾患によって在宅介護となっているか，どのような疾患の人が何人いるかなどである。そして情報から推察できることもできるだけ記載する。

この表の作成過程で，訪問インタビューを行った対象の状況を報告し合い，情報を確認し，介護者の体験を捉えていく。他の事例の情報をもとに不足する情報を推測し，介護者に何が起こっていたのか，どのような状況に置かれていたのか，介護者はどのような気持ちで介護し，日々暮らしていたのかを推察する。ほかの事例と比較し相違を考慮しながら，介護者の体験を具体的に考えていく。多くの介護者に共通する状況に加え，少ない事例でも深刻な事態や重要な出来事は見逃さないようにする。

2）介護者の１日の過ごし方の把握

24 時間の被介護者と介護者それぞれに，睡眠，食事，身体活動，入浴，余暇活動，家事等の生活行動と介護の状況がわかるように記載する。時系列に記載し，1 日の流れがわかるように工夫する。介護度や 1 週間単位の通所サービスや訪問サービスの利用状況も併せて記載すると，事例の比較がしやすい。介護が介護者の生活にどのような影響を与えているか，介護者がどのような工夫をして生活しているかが把握できる。

複数事例を並べて記載することで特徴を把握したものが図 6 である。インタビューで把握した具体的な状況を加筆するなどして，介護者が 24 時間をどのような思いで過ごしているか考えながら作成する。

更衣が被介護者自身でできても見守りが必要であり，失禁によるシーツ交換や洗濯があることや，介護度が高くなくても負担があることがわかる。また，被介護者のスケジュールに合わせて自分の行動や仕事を調整しており，介護中心の生活になっていることや，トイレ介助のために夜間に数回起きており気が休まらない状況が理解できる。さらに娘の出産など，家族のイベントが重なることもあり，介護者は介護だけをしているわけではない

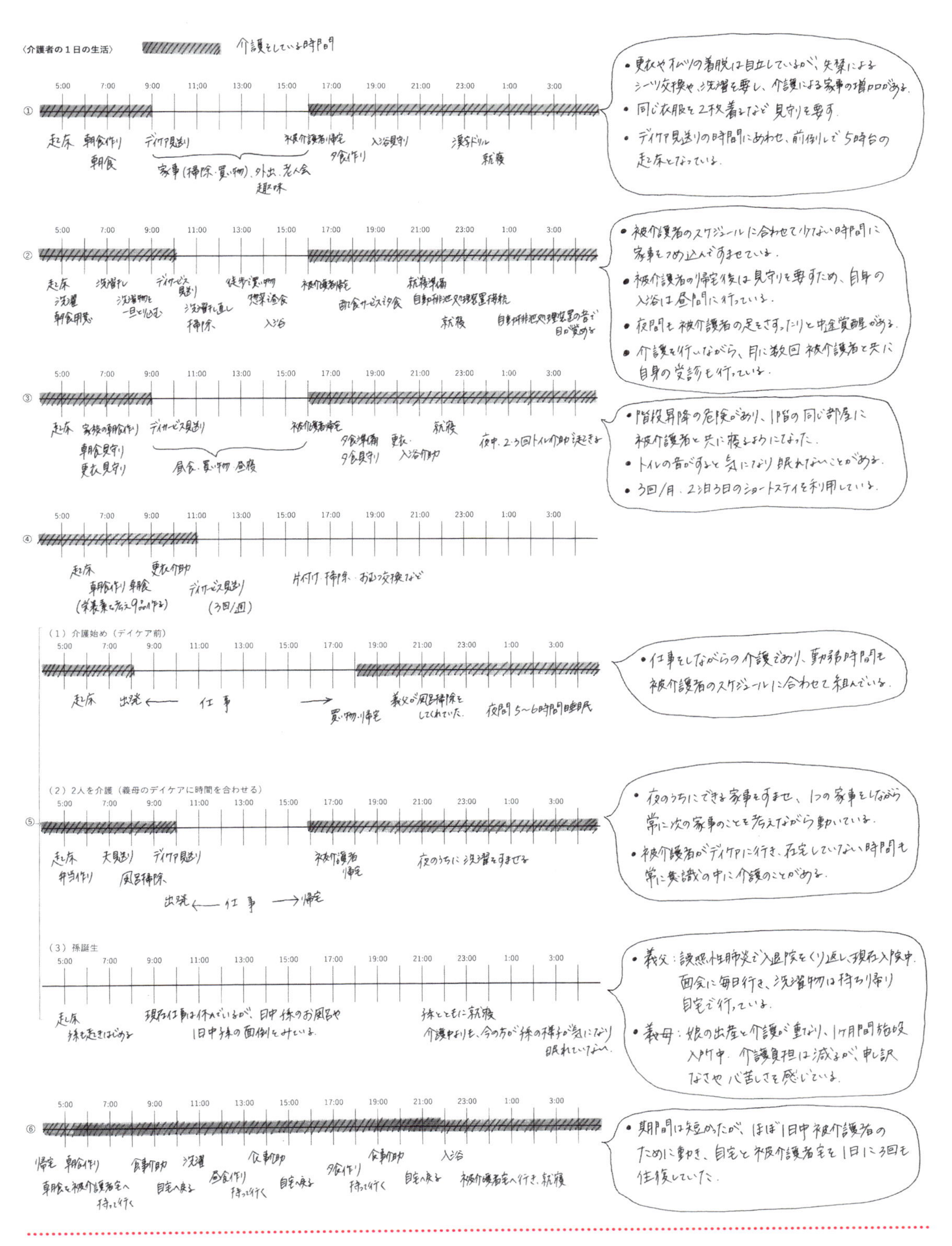

図6　介護者の１日の生活

ことも理解できる。

3）介護経過の可視化

介護者及び被介護者の年齢や年月を記載し，介護年数の比較ができるように時系列に記載する。介護が必要となったきっかけ，介護度の変化，在宅と入退院や施設入所の経過，サービス導入等介護者にとって大きなイベントがわかるように工夫する。介護がどのように始まり，進行していくかが把握できる。介護者の気持ちを合わせて記載することで，介護者が自覚していない負担感が推察できる。経過を整理した図は，第１章の図５（p. 14）第３章の報告会媒体（p. 29 写真２）を参照してほしい。

4）介護家族への支援の在り方

（1）介護家族への支援の必要性

家族はそれぞれの役割を持ち，相互に関係しながら生活をしている。そのため，家族内での介護が必要となれば，家族全体に様々な影響を及ぼすことになる。家族が病気になった場合，家族には身体的，精神的，経済的な『負担』という否定的な影響が及ぼされる。しかし，負担だけではない『変化』という側面もある。この『変化』は，家族が介護を通して学び，成長する機会となり，家族にとり肯定的な影響としてとらえることもできる。Kramer[2)]は，介護の肯定的評価は否定的評価の裏返しの概念ではなく独立した概念として介護者の精神的健康に関連していると述べている。そして介護の肯定的側面を探求する重要性について，①肯定的評価は自己価値を高め，要介護者との深い親近感等の意味づけをしていく能力における自信につながること，②肯定的側面を理解することで臨床家や実践家は介護者と援助過程の中で効果的に働くことができること，③高齢者へのケアの質を決定するのに重要であること，④介護者の介護への適応と心理学的幸福についての理論拡大に向けての情報を提供できることの４点をあげている。したがって家族支援を考える際には，これら両側面を含めたアセスメントをすることが重要である。

（2）介護家族への支援の方法

①介護負担感の軽減

介護家族の肉体的，精神的，経済的負担感を軽減するためには，フォーマルサービスとインフォーマルサポート含めた社会資源活用への支援が必要である。フォーマルサービスでは介護保険サービスを適切に導入することが重要であり，まずは介護保険の申請への支援，そして在宅介護の場合と施設入所の場合，あるいは医療機関の入院等の状況により利用できるサービスの導入への支援が必要となってくる。またインフォーマルサポートの代表的なものとして，ボランティアのサポートがあげられる。地域の社会福祉協議会等で登録されているボランティアの活用もあるが，ボランティアとは名乗らない，近隣や地域住民による支援もある。社会資源の活用としては，フォーマルサービスに限界がある中，ボランティア活動は介護家族の支援にとって欠かせないサポートである。

②介護肯定感の形成

高齢者を介護する家族支援の際，「介護負担の軽減」という観点のみでかかわるならば，最終的には介護から離れるという結果に帰着する。それでは介護する家族への支援の特性はみえてこない。そこで近年は，介護の肯定感は介護負担感を軽減するという視点からも，介護に肯定的な気持ちを生かした支援が注目されている。

介護肯定感とは介護者が介護を通して自己が学び成長し，人生の上でプラスになっていると認識できることである。この介護肯定感を高めるために必要な行動は，介護に没頭し介護役割を積極的に受容することではなく，介護からの回避や，距離をあけることで，気分転換や自分の時間を持つという行動が重要である。また介護に拘束される時間を減らすことができない場合には，ペース配分を行うことも有効である。これらの行動を支援するための具体的方法の一つとして，専門職による相談会や介護家族同士で共通に悩みアドバイスをする家族会への積極的参加を促すことである。身近に相談者や支援者の存在が認識できるよう関わることで，不安や辛さが軽減できるだけでなく，自己の介護方法を肯定的に捉え，自らエンパワーできると考えられる。

看護職には家族が介護上の困難と解決の方向性を自分で見つけられるよう，介護の方法を指導するだけでなく，行っている介護を見守りながら介護経験者の体験談を交えた肯定的なフィードバックを行うことが求められる。

5）地域の健康課題のアセスメント

アセスメントの過程では，健康問題を明確化し，対処すべき事柄や改善すべき事柄を健康課題として明らかにしていく。介護することを前提として顕在化した問題だけに着目するのではなく，介護前の暮らしを変えざるを得ない状況に着目する視点が重要である。

在宅介護では，介護者は負担を抱えていながらも自他ともに負担を認識することができずに辛抱強く生活していることを見落としてはならない。連続する日々の生活の中で生じていることを把握することは容易ではなく，問題として捉えることが難しい。客観的事実と主観的情報を組み合わせ，多角的に介護の実態を分析し，ポジティブな側面とネガティブな側面の両方を注意深く把握し，どのような要件が関連しているのかを検討することが重要である。

図７は，複数の事例について項目毎に情報をまとめ，介護者の状況を推察した例である。図の下の部分の要約では，先行研究も参考にして，１日の生活状況や介護経過を踏まえて介護者の状況を推察している。現実の在宅介護では，介護者の年齢や被介護者の介護度，疾患に関係なく介護の負担があること，介護期間が長期にわたると介護者自身も高齢になっていくこと，もともとの家族関係が介護に影響することなどを把握した。介護によって介護者の健康状態が悪化しているが，自分の健康管理が後回しになっていること，周囲のサポートが精神的な負担を軽減しているが，義務感や責任感が介護者の主観的幸福感を低くしている可能性も推察した。料理経験のない男性が食事の準備することの負担，介護のために介護者が自分のための時間がもてない状況なども確認した。介護サービスの利用は介護負担を軽減するが，施設入所させる罪悪感や介護保険サービス利用ができなくなることへの不安などのネガティブな感情も伴うことが把握できた。これらの状況は，特殊な事ではなく在宅介護が破たんし入院や施設入所に至る前に地域で起こっている現象である。

事例No	被介護者の状況（介護者との続柄） 年齢，性別，健康状態，介護度，ADL	介護年数 （在宅・入院・入所）	主な利用サービス
1	・男性 70 代（夫）　要介護 1：6 年前～ 脳梗塞：左麻痺 ADL：見守り（更衣・歩行・入浴・食事） 室内歩行可，外出時車椅子 オムツ使用（一部介助）	約 6 年（在宅）継続中	・デイサービス（週 2 回），デイケア（週 2 回） ・住宅改造 ・介護用具給付 ・貸与
2	・女性 50 代（妻）　要支援 2 → 要介護 4 関節リウマチ，神経難病 ADL：ポータブルトイレ 自立歩行不可，車椅子使用，移動介助 食事自立，入浴介助	12 年（在宅）継続中	・デイサービス（週 5 回） ・配食サービス，介護福祉タクシー ・福祉用具貸与 ・住宅改修 ・おむつ代サービス，障害年金 1 級
3	・女性 90 代（義姉）　要支援 1 → 要介護 3 アルツハイマー型認知症，変形性膝関節症 ADL：一部介助（移動，排せつ） 入浴介助 更衣介助	10 年（在宅）継続中	ショートステイ（2 泊 3 日，月 3 回） デイサービス（週 5 回）
4	・女性 80 代～ 90 代（義母）：認知症 ポータブルトイレ，入浴介助，徘徊見守り ・女性 80 代～ 10？歳（実母） （要介護 4 → 要介護 3）老衰 オムツ使用	・義母：約 13 年（在宅 → 施設） ・実母：約 20 年（在宅 → 施設）	・義母：施設入所（介護保険制度前） ・実母：ショートステイ デイケア（週 3 回），訪問看護，住宅改修
5	・男性 80 代（義父） 要支援 1 → 要介護 5（施設入所） レビー小体型認知症，脳梗塞 ・女性 80 代（義母）　要支援 1 → 要介護 3 アルツハイマー型認知症，大腿骨転子部骨折 ADL：歩行器，歩行見守り	・義父：約 1 年（在宅 → 入院） ・義母：約 2 年半（在宅 → 入院 → 在宅）	・義母：デイケア（週 5 回），ショートステイ，住宅改修，歩行器，介護タクシー
6	・男性 80 代（実父） 劇症肝炎，肝臓がん，掻痒感がひどい ADL：食事自立 → 全介助 更衣一部介助 → 全介助 入浴自立 → 全介助	4 か月（入院 → 在宅）	ベッド貸与，訪問入浴，訪問看護
要約	【介護開始年齢】50 代 1 人，70 代 2 人 80 代 4 人，90 代 1 人 【疾患】認知症 4 人，脳梗塞 1 人，神経難病 1 人，劇症肝炎 1 名，老衰 1 人 【在宅最終介護度】要支援 1：1 人 要介護 1：2 人，要介護 3：2 人 要介護 4：1 人，不明：2 人	・平均在宅介護期間 8.1 年（4 ヵ月～ 20 年） ・施設入所あり：2 人 ・入院あり：3 人	・デイケア・デイサービス 5 人 ・ショートステイ 3 人 ・福祉用具貸与 4 人 ・住宅改修 4 人 ・介護タクシー 2 人 ・配食サービス 1 人 ・おむつ代サービス 1 人 ・障害年金 1 人 ・訪問看護 2 人 ・訪問入浴 1 人

図 7.1　複数事例要約（被介護者の状況）

事例No	主介護者との続柄 家族構成	介護による家族の変化
1	・妻 70 代（被介護者：夫） ・高齢夫婦世帯 ・近隣に娘 2 人 ・家族関係は良好	・次女が日常生活の手伝いをするようになった ・娘二人が車椅子を購入
2	・夫 60 代：要支援 1（被介護者：妻） ・高齢夫婦世帯 ・近隣に娘 2 人	・次女は同居時，入浴介助を担当，主介護者入院時には仕事を休み介護していた。次女は結婚後，別居し，介護は遠慮して頼めなくなった
3	・弟の妻 70 代（被介護者：義姉） ・介護者夫婦，長男と同居 ・若い頃から被介護者と同居。被介護者が家事を担当し，長年介護者夫婦を支えた。 ・関係性は良好	・以前は被介護者と一緒によく出かけていたが，今は月 1 回程度で残念に感じている ・夫が精神的な支えとなって夫婦のきずなが深まった
4	・嫁（被介護者：義母） 娘（被介護者：実母） ・介護者夫婦と同居 ・近所に長女，次女夫婦と孫	・同居している義母の介護中，実母も引きとった。実母が時々認知症の義母の見守りをした ・介護期間中，娘が結婚して近隣に別居。孫が生まれ，娘と孫が時々見守りに来た
5	・嫁 60 代（被介護者：義父・義母） ・介護者夫婦と同居 ・近隣に夫の親族	・夫の親族が気にかけてよく会いに来る
6	・長女（被介護者：実父） ・被介護者の隣の家に夫婦で居住 ・妹は病院の看護職	・最初に介護をしていた高齢の実母が疲労のため，介護者に介護を任せた。実母は難聴もありできないことが増えていき，介護者は実母に対しイライラすることがある ・看護職の妹が在宅医療の手続きをし，医療面で支えてくれた
要約	【介護者続柄】嫁 2 人，妻 1 人，夫 1 人 娘 2 人，義理妹 1 人 【介護者年齢】60 代 3 人，70 代 2 人，不明 1 人 【同居家族】高齢夫婦世帯 2 人 介護者夫婦と同居 3 人，隣の家 1 人 ＊近隣に娘や親族 5 人	【プラスの変化】 ・家族が手伝いをして協力的になった ・夫婦のきずなが深まった ・親戚とのつながりが深くなった 【マイナスの変化】 ・介護中に被介護者が一人増えた ・介護度が上がって家族での外出頻度が減った ・介護者の入院時は娘が介護したが，退院後は介護者が同居でない家族に遠慮するようになった ・介護者の妻が疲労で介護を続けられず，娘に任せた。その結果娘と母との関係が悪化

図 7.2　複数事例要約（介護者家族の状況）

事例No	介護前	介護中	現在・介護後
1	・高脂血症	【身体】・畑仕事で膝を痛めた ・インフルエンザ罹患 【社会】・老人会等に参加。友人との交流もある	・高脂血症：内服治療 ・高血圧受診予定
2	・20年前から糖尿病 ・高血圧	【身体】・脳梗塞発症，糖尿病（インスリン療法） ・膝や腰の痛み。入浴時，被介護者を支えきれない 【精神】・被介護者から「あれしてこれして」と言われるとイライラするが，あとで自分のダメなところを感じる 【社会】・老人会不参加，近隣は挨拶程度，町内美化運動に参加	・糖尿病：内服治療 ・高血圧（180～200 mmhg超あり）
3	・血圧高値	【身体】・胃潰瘍（ストレス） ・白内障手術 【精神】・自分がおかしくなりそうで「病院に入れて」と言うが被介護者の前ではにこにこして，二重人格のようだった 【社会】・婦人会役員，老人会に参加（1回/月） ・近隣の人との関わりあり	・高血圧：内服なし（152/100 mmhg） ・膝痛
4	・心臓病 ・糖尿病	【身体】・義母の入浴介助時，転倒して肋骨骨折 ・実母の介護と家事による睡眠不足 ・不整脈で不眠 【社会】・近所づきあいあり ・仕事は退職していた	・不整脈 ・高血圧：内服なし ・糖尿病：食事でコントロール中
5	・毎年健診受診（異常なし）	【身体】・インフルエンザ罹患 ・不眠 【精神】・被介護者に怒りを感じることがある 【社会】・仕事場の人との交流あり ・家族会や認知症カフェの交流あり ＊健診を受診できなかった	・高脂血症 ・胆石 ・白内障
6	・肥満 ・高血圧 ・睡眠時無呼吸症候群	【身体】・介護のため坂道を1日7～8往復して膝を痛めた 【精神】・母にイライラする 【社会】・ボランティアの人との交流あり ・長期休職した	・膝関節人工関節置換術
要約	・介護前から生活習慣病のものが多い ・高血圧3人 ・糖尿病2人 ・高脂血症 ・肥満 ・心臓病 ＊健診は毎年受診	【身体】・介護による負担：入浴介助時に転倒骨折 ・膝痛・腰痛 ・生活習慣病：脳梗塞発症，糖尿病，不整脈 ・ストレスによる負担：胃潰瘍，睡眠不足，インフルエンザ 【精神】・優しく介護したいが，イライラ，怒りを感じている ・自己肯定感低い（自分がおかしくなりそう） 【社会】・休職，老人会等不参加 ・近隣との関わり，職場の人やボランティアとの交流あり認知症カフェ，家族会で気分転換 ＊健診受診できず，自分の健康管理は後回し	・介護前の病状が悪化 ・介護後，健康を損なう人もいる ・生活習慣病： 高血圧4人 糖尿病2人 高脂血症2人 不整脈 ・整形外科的異常： 膝痛，人工関節 ・胆石，白内障

図7.3　複数事例要約（介護者の身体的・精神的・社会的健康状態）

事例No	食事	睡眠	家事・仕事・余暇活動・地域交流等	移動手段
1	・3食自分で作って食べる	・介護のため夜に起きることはほとんどない。	【家事】家事全般を担当 買い物は徒歩又は娘の自家用車 【仕事】なし	・徒歩 ・電車 ・娘の車
2	・朝食：食パン ・昼食：惣菜，ふりかけご飯 ・夕食：配食サービス	・介護で十分睡眠とれない ・夜間覚醒あり（足がつる）	【家事】料理はあまりしない 洗濯はするが，掃除は十分できていない毎日，買い物で20分程度歩く 【余暇】3Dパズル（あまりできなくなった） 週1回の自分のデイサービスが気分転換	・徒歩 ・電車 ・介護タクシー
3	・朝夕は家族4人分作り一緒に食べている	・10時就寝・5時半起床 ・夜間2～3回トイレ介助で起きる ・まとまった睡眠とれず，昼寝をする	【家事】一人で担当（60歳で退職後，被介護者と 交互に行っていた） 【余暇】趣味は手芸 【交流】婦人会役員，老人会月1回参加 近隣の人との交流あり	・自家用車
4	・朝から9品作っていた	・義母介護中は，徘徊のため不眠	【家事】義母の入浴介助を一人で行い，家事もしていたので大変だった 【仕事】義母の介護中は仕事をしていた 【交流】近所づきあいあり 老人会への参加	・徒歩 ・娘や近所の人の車
5		・介護中睡眠時間5–6時間 熟睡感あり ・孫の育児があると眠れない	【仕事】仕事と両立していたが，退職予定 【余暇】自分の時間がない 趣味や食事，習い事，旅行に行けない	・自家用車
6	・3食作って，父の家に持っていく	・いつ呼び出されるかわからない緊張感があった ・亡くなる数日前から，夜間付き添い時に何度も起こされる	【家事】家事全般担当 【仕事】呼び出しがあるので休んだ 訪問ボランティアは続けた	・車
要約	・介護者が家族の食事も作っている ・3食作って被介護者に持っていく人もいる ・男性介護者は配食サービス利用	・介護で夜間覚醒，まとまった睡眠がとれない（トイレ介助，何度も起こされる） ・徘徊があり不眠 ・いつ呼び出されるかわからない緊張感がある ・付き添い時は何度も起こされほとんど眠れない ・多くの介護者が熟睡感がない	【家事】全般を介護者が一人で担当6人 【仕事】あり2人（退職予定1人），休職1人 【余暇】自分の時間がない （趣味や食事習い事旅行に行けない） 自分のデイサービスが気分転換 【交流】近隣や友人との交流あり 3人 老人会等地域の活動参加あり 3人 ボランティア活動1人	・自家用車3人 ・徒歩3人 ・娘や知人の車2人 ・介護タクシー1人

図7.4　複数事例要約（介護中の介護者の生活状況）

事例No	介護の内容	介護に対する思い
1	・食事準備，片付け，見守り ・更衣・室内歩行・入浴の見守り ・排泄介助（オムツ使用） ・外出時車椅子介助	・なるべく動いてもらい，寝たきりにさせたくない。脳梗塞の知識がないことが悔やまれる ・寝たきりになっても家で看たい。そのために自分も健康でいなければならない ・もう少し優しくしてあげたいが，声を荒げてしまう
2	・室内歩行見守り，外出時車椅子介助 ・オムツ交換，失禁の片付け ・ポータブルトイレへの移動介助 ・寝返り介助 ・入浴一部介助	・被介護者の謝意を感じ取れなくなった。できることは自分でしてもらいたい。イラつくことはあるけど，仕方ないことも分かっている ・介護をしても良いことなんて一つもない。でも本人が一番きついと思うので，施設に入れず二人で家で生活していきたい ・自分が病気になったとき介護を任せきりで申し訳ない。今後の不安はたくさんある
3	・移動一部介助 ・排泄：一部介助 ・入浴介助 ・更衣介助 ・食事声掛け	・なるだけやりたいようにさせてあげたい ・一生懸命しているのになぜ？と思わない。病気だからと思わないとやってられない。腹を立てないよう自分に言い聞かせている ・施設に入れるのは抵抗があるが，自分がとっにかなりそうと思うことがある ・いずれ自分もこうなるのかな，こんな病気になりたくない
4	・義母：入浴介助，徘徊見守り ポータブルトイレ片付け ・実母：排泄介助（オムツ）	・義母：辛いけれど自分がやらなければ。見放すわけにはいかない。悪者扱いされて辛かったが，被介護者への感謝の気持ちと友人や看護師の助言で介護を楽しもうと思った ・実母：長生きしてほしい。今まで育ててくれて感謝。身なりや食事はしっかりしてもらいたい。自分が見なければという責任感があった
5	・義父：入浴介助，受診同伴，失禁片付 施設入所後，毎日面会， ・実母：食事準備，更衣，オムツ交換 歩行見守り（歩行器） 入浴介助，服薬介助	・義父母両方なるべく家で介護したい ・自分が元気でないと介護できない ・被介護者の発言に怒りを感じることもある ・義父を施設に入所させたことは少し後悔している
6	・食事を作って持っていく ・入浴，湿布貼りの介助 ・食事，更衣，移動介助，オムツ交換	・実母と二人で介護していた時は，介護に前向きだったが，夜間の付き添いを母と交代してから，母にイライラして精神的に負担が大きかった ・家で過ごしてほしいと思う。在宅で看れてよかった ・失禁後のオムツ交換にイライラした ・一人で介護することが本当にきつい。夫と妹の支えがあったので介護が続けられた
要約	・移動：歩行見守り，一部介助 歩行器，車椅子介助 徘徊見守り ・排泄：見守り，一部介助 ポータブルトイレ片付け おむつ介助 ・入浴：見守り，一部介助，全介助 ・更衣：見守り，一部介助，全介助 ・食事：準備 ・片付け，見守り 一部介助，全介助 ・服薬介助，湿布貼り	・できるだけ家で介護したい，元気でいてほしいと思っている ・家で介護できてよかったと思っている ・周囲の支えで介護を続けられていると感じている ・介護に悩みや戸惑い，先の不安があり，大変だと思うが，自分が介護しなければと責任感がある ・イライラや辛さはあるが，あきらめ，気持ちをコントロールしている ・自分がおかしくなりそうなぎりぎりの気持ちになりながら，何とか介護を続けている ・施設入所を後悔したり介護者自身の入院を申し訳なく思う気持ちがある

図 7.5　複数事例要約（介護の内容と介護に対する思い）

事例No	家族の協力	周囲の支援	社会資源・サービス	役に立った支援
1	・買い物やデイケアの見送り・出迎え等の娘の支援がありがたい	・介護中の友人から社会資源などの情報を聞く ・近隣の人から車いすの押し方を教えてもらった	・今のサービスで十分だが，デイサービス等の回数が減ると困る	・デイケア，デイサービス，手すり設置，車椅子 ・介護中の友人からの社会資源の情報 ・地域内での交流
2	・近くに住む家族は，すぐに連絡がつきサポートしてくれるので助かる		・病気の治療費が高額なので，配食サービスや薬の全額補助等はとても役に立っている ・ケアマネは色々手続きをしてくれた ・自分のデイサービスは良い気分転換	・配食サービスや薬の全額補助，デイサービス ・自分のデイサービス
3	・夫は愚痴を聞き，息抜きにドライブに連れて行ってくれる ・習い事の時は夫の親族が預かってくれる	・周囲の協力がありがたい。用事があると き見てくれる。ご飯を食べさせてくれる ・近所の人が声をかけ励ましてくれる	・ケアマネが親切だから助かっている ・サービス利用中は息抜きになる ・施設に入れるのはかわいそう。グループホームはお金がかかる	・デイケア，ショートステイ
4	・義母：夫が手伝ってくれなくてつらかった ・実母：夫も実母を大切にしてくれて嬉しい	・義母：近所の人の理解があって安心	・義母：介護保険やサービスが使えなかったから大変だった ・実母：介護保険サービスが本当に助かった	・施設入所できたこと
5	・夫が協力的・夫の兄弟がありがたい。見守りは頼める ・息子の嫁には頼めない		・義理の兄弟等は頻繁には頼めない。義母をひとりにできないので，ボランティアや見守りサービスを使ってみたい	・介護タクシー
6	・母にイライラした ・妹は助かった		・訪問入浴を利用してよかった。気持ちよいと言ってくれて嬉しかった ・訪問看護は不安や疑問に丁寧に対応してくれて助かった	
要約	・家族，親族の支援に感謝し，助かると感じている ・手伝ってもらえないとつらくなったり，関係性が悪くなる ・関係性が悪いと頼めない	・周囲の協力に感謝している ・近所の人の理解があると安心する ・近隣の人から具体的な支援が得られる人は多くない	・デイサービス，訪問入浴，配食サービス，入浴サービス，薬の全額補助等の公的サービスで助かっている ・訪問看護師やケアマネジャーの親切，丁寧な対応をよかったと感じている ・サービスを頼りにしており，ないと大変，減ると困ると感じている ・施設入所は躊躇する ・身内に頻繁に頼みにくいのでボランティア等を頼みたいと考えている	・デイケア，デイサービス，ショートステイ ・福祉用具貸与 ・住宅改修 ・介護タクシー ・社会資源の情報 ・交流の場

図 7.6　複数事例要約（周囲の協力やサービスに対する思い）

これらの情報をもとに，介護者の健康問題は何か，健康問題を引き起こすのはどのような生活か，そのような生活状況を強いられるのはなぜか，そのような生活状況や介護の状況に影響する生活環境の要因を考えていく。介護者の情報を「からだの状態（心身）」「生活の状態」「からだと生活の状態の背景」に分類して関連付けて全体的に把握する。「からだの状態」と「生活の状態」から，介護中心の生活がどのように健康問題を発生させているのかを考察する。「からだと生活の状態の背景」からは，介護中心の生活を余儀なくさせている要因や介護負担を増加させる要因と軽減する要因等を検討する。

保健師は人々の健康問題の予防・改善をめざす専門職であるので，アセスメントにおいては介護者の健康問題を中心に据え，生活との関連，介護負担と取り巻く環境との関連を構造的に捉えていくことが重要である。このように把握した地域の健康課題は，支援者が限られた条件のインタビューを通して捉えたものである。課題をより深く捉え，地域の実情に合わせて取り組むべき課題の優先度や取り組みの糸口をつかむためには，地域の人々との話し合いが重要である。第3章で，関係者を対象とした報告会について説明する。

アセスメントする上での重要項目

➢健康状態と生活の関連

からだの状態は，介護者の介護前と介護中，現在の健康状態から，介護によってどのような健康問題が生じているのかを身体的，精神的，社会的側面から把握する。治療中の疾患だけでなく，自覚症状，本人が問題と認識していなくても苦痛や負担となっていることも健康問題と考え，将来的に予測されることは潜在的な健康問題と考える。疾患や不調を加齢変化として安易に判断せず，疾病と介護による生活状況を関連させて注意深く判断することが重要である。

複数事例の状況を項目ごとに要約する中で，ほとんどの介護者は高血圧や糖尿病等の疾患をもち，腰痛や膝の痛みを抱えながら介護していることがわかる。介護者自身も通院治療や入院をしている場合，介護者自身も要支援など介護認定を受けている場合もあり，介護中に転倒して骨折した場合もある。

また，1日の生活や介護経過を合わせてみていくと，介護者は高ストレス状態で生活を続けており，身体的にも精神的にも疲労していることもわかってくる。ほとんどの介護者は睡眠不足が続き，自分の食事や休息，健康を顧みることができずにいる。通所サービスを利用し，直接的な介護は必要がなく見守りだけの場合であっても，介護で心をすり減らし，気が休まらない毎日を過ごしている。中には仕事しながら介護をしてまとまった休息がほとんどとれていない人や，長年にわたって複数の介護を続けてきた人もいる。介護者の生活は介護中心となっており，社会との関わりも制限されていることもある。介護者は，この状況がいつまで続くのか見通せない中で介護を続けていることがわかってくる。しかし，介護者は被介護者を大切に思う気持ちや感謝の気持ち，使命感をもって精いっぱい介護をしている様子がひしひしと伝わってくる。このような状況を考えると，介護者も高齢であるから疾患を持っているとか，介護は大変だから仕方がないという判断では済まされない。

日々の生活の繰り返しが身体にどのように影響を与え健康を損なっているのか，介護者にすでに起こっている疾病の発生機序と結びつけて明らかにする。介護自体がストレスでありストレスが疾患を引き起こすこと，介護により睡眠不足や疲労の蓄積が起こり，それらが疾患の引き金となること，介護中心の生活をせざるを得ずそのような生活自体が生活習慣病のリスクとなること，介護中の転倒や事故により骨折などの思わぬ傷害が発生することなどのメカニズムを構造的に表現する。健康状態と生活の関連を構造的に明らかにしたら，予防すべき健康問題と改善すべき生活状況を検討する。

➢介護負担と周囲の関わりの関連

介護者家族や周囲の人々の支援や関わり，公的サービスの利用状況から，介護に役に立っていることと役に立っていないことから，介護負担への影響をアセスメントする。

家族は介護者にとって大きな心の支えであり，様々な形で支援が得られていることが多い。しかし日常的に介護を分担しているとは限らず，どのような時に誰がどのようにサポートしているのかに着目する必要がある。介護者が病気になったり，冠婚葬祭などでどうしても介護ができない時の肩代わりに限られていたり，月１回の支援に限られていることもある。どの程度，どのような負担の軽減になっているのか，アセスメントする必要がある。親族が在宅で介護するのは当然と認識されている場合，プレッシャーとなっていることもある。

公的サービスは，どのような時期にどのような経緯で導入されたかに注意する必要がある。介護者がギリギリまで頑張ったあとにようやく導入されており，命綱のように介護者を支えている状況もある。介護認定の結果によってサービスが途切れた場合，在宅介護が破たんしかねないと不安を抱えている場合もある。また利用しづらい場合や，家族が介護すべきと考えてサービス利用に対して抵抗を持つ場合もある。公的サービスに不信感をもつものもあり，サービスの質の課題も考える必要がある。さらにどのような支援があれば介護者の負担が軽くなるか，今後必要な支援を考える視点も重要である。

介護者自身の知識や認識によって周囲の関わりに対する感じ方も異なり，介護者自身の考え方や思いも踏まえてアセスメントする必要がある。

介護負担と関連する周囲の関わりが明らかになったら，介護負担軽減のために強化すべき課題と改善すべき課題について検討する。

3章 地域住民及び関係者との健康課題の共有

1. 健康課題の共有の概要

介護者へのインタビューで把握した情報のアセスメントは，聞き手の解釈である。専門職が考える課題と住民が認識する課題と一致するとは限らない。そのため当事者と共に現状や課題を確認することが重要であり，この過程が健康課題の共有である。聞き取った内容を確認するために情報を資料化し，当事者に説明して意見交換を行う。つまり，健康課題の共有は，地域の住民や関係者との地域の実態や健康課題に関する対話の場をつくることである。

この過程は，単なる調査結果の説明と承認の作業ではなく，対話を通して共に実態についての理解や課題に対する認識を深めることが重要である。新たな実態や当事者の現状や課題の認識の深まりは，課題解決に向けた活動の動機づけとなる。すなわち地域の健康課題の共有は，地域の人々と協働で課題解決をするための活動基盤と言える。

そのためには，健康問題を象徴する事象や事柄を選択し，それらの関連要因を構造的に理解できる分かりやすい媒体の作成が必要である。また，参加者が率直に発言できるような話し合いの組み立てが重要である。

2. 学習目的

在宅介護の当事者である住民や地域の関係者と，在宅介護の実態と健康課題を共有する必要性を理解し，共に健康課題を考えることができる。

3. 学習目標

①在宅介護の当事者である住民及び地域の関係者と，健康課題を共有する必要性と意義が理解できる。

②健康課題の共有の場の企画のポイントが理解できる。

③健康課題を共有するための媒体を作成し，説明することができる。

④参加者と共に介護者の健康課題について考えることができる。

4. 学習プログラム

健康課題を地域住民と共有する目的を明確にし，その目的を達成するために出席者，場所，内容，方法，媒体，流れ等について検討し，実施し，評価する。

1）健康課題共有の場（報告会）の企画

まず，地域の健康課題共有の場を企画するためのねらいを明確にし，対象者を選定する。対象として「介護者」，「介護を支援する地域の社会資源の関係者」，「介護者の周囲の住民」等が想定される。各自が自分自身に関わる問題として介護者の問題を受け止め，考えることができる場にすることが重要である。

介護者は在宅介護の当事者であり，参加することで在宅介護の現状を客観的に知り，他の介護者も自分と同様の課題を抱えていることを認識できるようにする。日々の生活の中で意識していなかった辛さや苦しさを他者の言葉で聞くことによって，介護の負担や苦労を受け止められたと感じることができるように配慮する。自分の状況を正しく認識することが現状を変える足がかりになり，介護者の気持ちを解き放つことで，介護を続け自分の抱える問題解決のために行動しようとする力となる。このように当事者である介護者が自分の置かれた状況を認識し，エンパワメントできる場をつくることが重要である。

社会資源の関係者は介護者を支援する立場であり，支援対象者の実態を多角的に把握し，心情も含めて理解することができるようにする。介護者の状況と介護者の社会資源に対する認識を客観的に知ることは，地域の在宅介護の実態と支援ニーズの的確な把握につながる。受け手の立場から支援の現状を知り，よりよいサービス提供の在り方を考えていける場をつくることが重要である。

介護者の周囲の地域住民等は，将来，自分自身が介護を受ける側や介護する側になりうる人達であり，身近に介護者がいる場合や自身が介護経験者である場合もある。地域住民は，在宅介護の実態を知り，自分にも起こりうる問題であり，また，介護者への関わり方によって自分自身が介護負担軽減に役立てることを意識できるようにする。在宅介護の問題を自分と関わりある問題として捉え，自分にできることはないか考えていける場をつくることが重要である。

このような場を通して，介護者の健康状態が介護を中心とした生活と深く関連していること，このことは介護者の個人的な努力だけで改善できるものではなく，生活を取り巻く環境や周囲の人々の在り方によって影響を受けるものであることを，関係者が一緒に考えることが重要である。現実の介護者の健康問題を中心に在宅介護の実態を参加者が理解し，それぞれの立場での関わり方を考える場とする。

2）内容の精選

内容は，参加者が在宅介護の実態を介護者の立場に立って具体的に理解できる中身を精選する。項目として，「在宅介護の実態」，「介護者の健康問題」，「在宅介護の支援の状況」が考えられる。

「在宅介護の実態」は，在宅介護の現実と介護者が置かれている状況，在宅介護による負担が理解できるような内容である。被介護者の身体状況，介護状況，介護者の１日の生活，介護の過程等によって示すことができる。在宅介護の客観的な現実と同時に介護負担があっても本人が自覚しづらいことや介護者の揺れる気持ちや葛藤が伝わる言葉が重要である。

「介護者の健康問題」は，介護中心の生活が介護者の健康状態に影響を与え，健康問題が生じていることが理解できるような内容である。介護中心の特徴的な食事や運動，睡眠等の状況や介護による心理状態が介護者の恒常性（ホメオスターシス）に作用し，結果として心身の健康障害を引き起こす過程を説明することで示すことができる。介護者の疾病や障害の発生機序と介護者の生活を関連づけて，介護者の健康を損なっていることが伝わる内容が重要である。

「在宅介護の支援の状況」は，サービスや周囲の人々の関わりが介護者の負担に関係していることが理解できるような内容である。公的サービスの利用状況や家族の支援状況，周囲の関わりと，介護や周囲の支援に対する介護者の思い等によって示すことができる。サービスや周囲の支援が負担軽減に役立っていること，現状では満たされていないニーズや将来への不安等を示す介護者の思いを象徴する言葉が重要である。

3）媒体の作成

インタビュー結果のアセスメント過程で作成した資料を加工して，精選した内容を説明するための媒体を作成する。写真は，インタビュー対象者の概要（写真１），介護経過（写真２），介護者の１日の生活（写真３），介護者の生活と健康課題の関連（写真４），介護に対する思い（写真５），介護者と周囲の支援者との関わり（写真６）を表す媒体の例である。

媒体には，事例の事実を詳細に示すのではなく，在宅介護の実態や問題を象徴的に示す特徴を表現する。多くの事例に共通する特徴だけでなく個別に特徴的なことも表し，参加

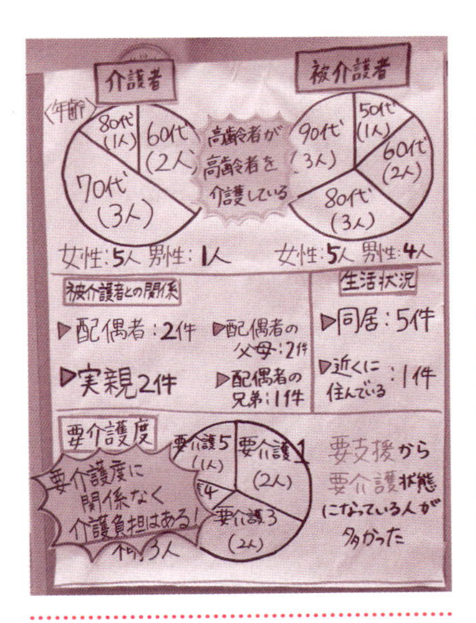

写真１　インタビュー対象者の概要

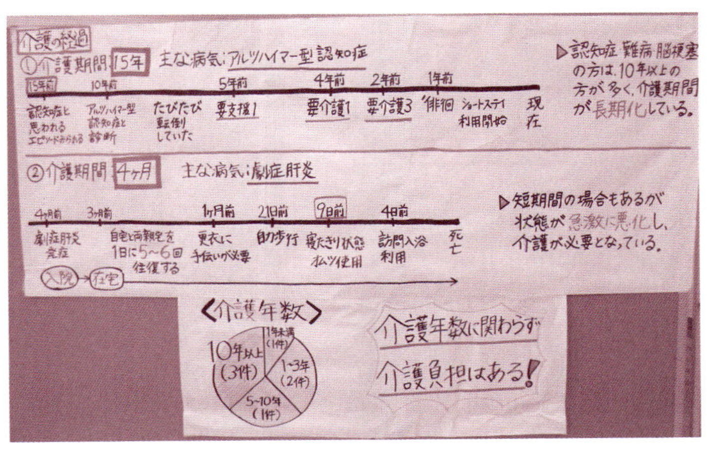

写真２　介護経過

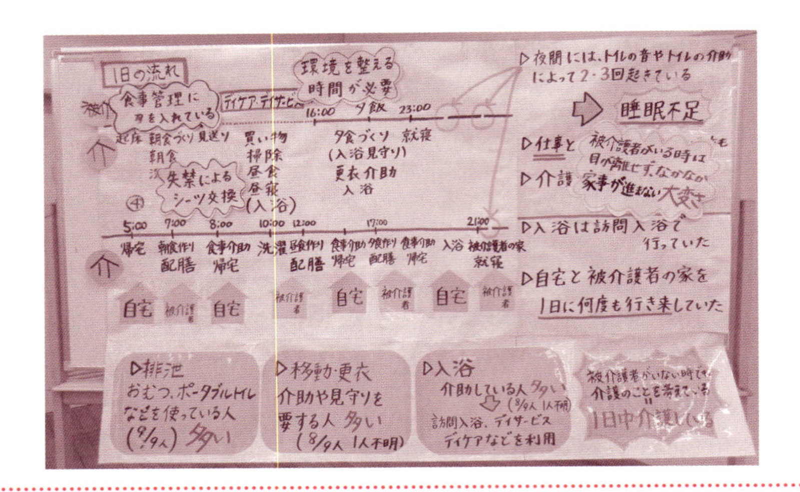

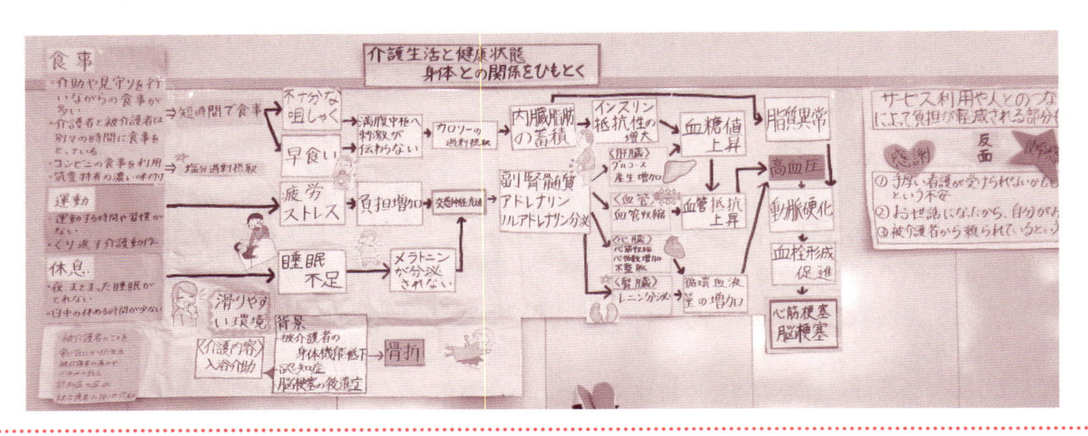

写真 4　介護者の生活と健康課題の関連

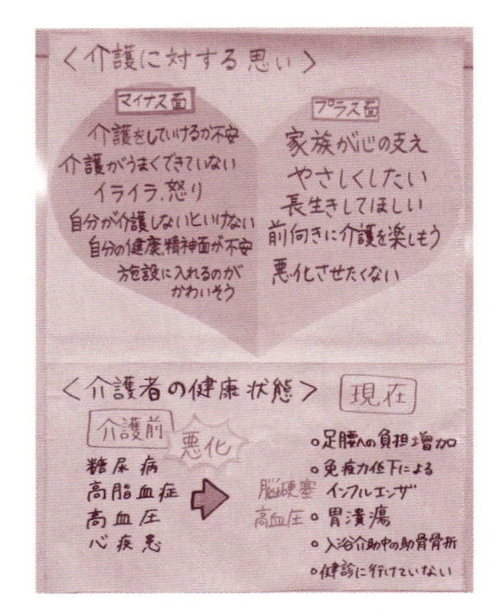

写真 5　介護に対する思い

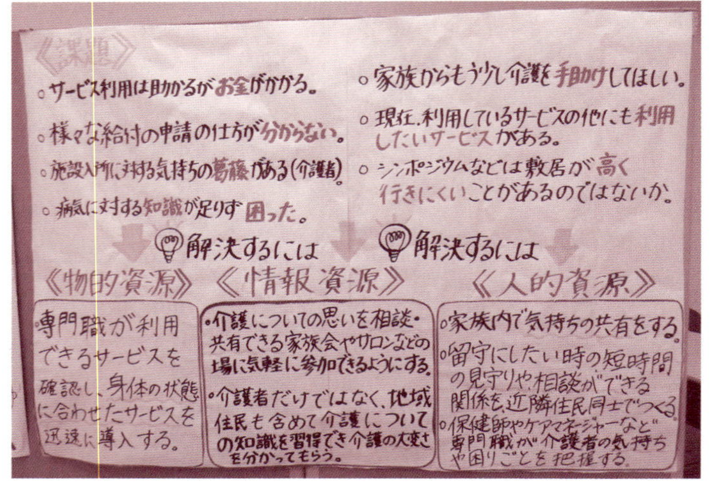

写真 6　介護者と周囲の支援者との関わり

者が自分に関連したエピソードを読み取れる内容が含まれるようにする。

介護者が語った言葉をもとにエピソードやその時の心情を用いて，具体的場面や心情を想像できるようにする。

事例で経過を示す場合，個人を特定できる情報は表さないよう配慮しあらかじめ本人の承諾を得ておくとよい。文字の大きさ，文字の太さ，色などを工夫し，くっきりとした見やすさに配慮する。

4）報告会の流れの組み立て

参加者が在宅介護の実態と介護者の健康問題についての理解を深め，介護者の問題は地域の健康課題であることが認識できるように，作成した媒体を用いた説明の流れを組み立てる。導入で介護者の労をねぎらい，報告会の趣旨を伝え，次にインタビュー結果の報告を行い，その結果を踏まえて意見交換を行う。インタビューの結果は，例えば「在宅介護の実態」，「介護者の健康問題」，「在宅介護の支援の状況」のように柱立てをして説明する。説明シナリオを作成し，伝えるポイントを明確にする。最終的に，介護者の健康課題に対して，それぞれの立場でできることを考えてもらえるような流れをつくる。

図は企画書の例である。

5）報告会の進め方

主催者が，最初に介護者の大変さをねぎらい，介護負担を軽減し，介護者の健康障害を予防するためにどうすればよいかを一緒に考える場であることを伝える。

説明者は媒体を用いてインタビュー結果を説明する。

まず被介護者の状況と介護者の生活実態と介護の経過を伝える。介護者の努力によって在宅介護が継続されており，介護者は不自由さや苦しさを当然のことと受け止めているなど日頃介護者が表出しない本音も伝える。次に介護中心の生活が介護者の健康問題を発生させている機序について，介護者の生活実態と科学的な根拠を結び付けて説明する。介護者は自分の健康を顧みることができない中で，徐々に身体の不調や疾病が生じており，介護者自身も要介護者の予備軍であることが理解できるように伝える。そして，公的サービスと家族や近隣の人々等の関わりについて，介護者の生活状況を改善し負担軽減につながっているか，負担を増加させているかを説明する。公的サービスが気軽に利用しにくい状況や利用中の心配など，具体的な場面がイメージできるように伝える。説明では，参加者に在宅介護の実態を介護者の立場に立って理解してもらえるよう配慮することが重要である。

司会者は，説明の内容についての感想や意見がないか問いかけて発言を促し，説明内容のポイントを確認する。

以上の報告の後，意見交換を行う。議論したいテーマについて問題提起することも考えられる。「介護者の介護負担を軽減することが次の要介護者をうみださないようにすることにつながるのではないか」，「介護の問題は介護者家族だけの問題ではなく，周囲の支援が介護負担軽減につながるのではないか」，「介護者の介護負担を軽減するために，どのようなことができるか」などが考えられる。

意見交換では，まず報告を聞いて感じたことなど話しやすいことから発言を促す。ある

介護経験者インタビュー結果報告会企画書（例）

1　目的

学生が訪問させていただいた介護者・被介護者及び支援する関係職種と，学生が把握した在宅介護者の生活実態と健康課題について共有する。そのことから地域で介護する人の介護負担を軽減し，介護者も被介護者も安心して在宅で生活を送るために必要なことを当事者・関係職種と共に考える。

2　報告会のねらい

（1）学生が訪問インタビューを実施させていただいたことに対するお礼の気持ちを伝え，学生がインタビューを通して理解した介護者の生活状況等在宅介護の実態を報告し，在宅介護が介護者の被介護者を大切に思う気持ちと努力によって継続されていることへのねぎらいの気持ちを参加者に伝える。

（2）在宅介護によって介護者は生活の変更を余儀なくされ，主介護者の健康が障害されていることを参加者と確認し，健康課題として共有する。

（3）介護負担に影響を与えている要因を参加者と確認し，介護者の介護負担を軽減するためにできることを考える。

3　報告会の目標

（1）参加者が報告内容（介護者の生活と健康障害，関連要因，地域の健康課題）を理解し共感できる。

（2）参加者が介護の実態を意識化し，自分自身を振り返ることができる。

（3）被介護者と介護者が安心して暮らすために必要な支援を参加者と一緒に考えることができる。

4　展開

時間	事項	内容・意図	担当	備考
12:50	受付			
13:00	Ⅰ　主催者あいさつ	・実習協力のお礼と報告会開催の意図を伝える。	教員	司会:教員
	Ⅱ　自己紹介	・参加者との顔合わせをする。	全員	
13:10 (15分)	Ⅲ　結果の報告 1　家庭訪問の概要	・協力のお礼を述べ，6 事例の概要を説明する。	学生	
	2　介護者の生活状況	・特徴的な介護経過と介護者の生活状況を説明し，介護者が被介護者を大切に思い介護していること，介護期間に関わらず負担があることを確認する。	学生	媒体①
13:25 (20分)	3　介護者の生活状況から生じる健康障害	・介護者の生活状況から引き起こされる健康障害とその発生機序を説明し，介護者の健康問題を確認する。 介護中心の生活による生活習慣病のリスク 介護と生活リズムの乱れからくる疲労・睡眠不足，ストレスによる高血圧性疾患のリスク 介護動作による筋骨格系の疾患のリスク	学生	媒体②
13:45 (10分)	4　介護負担に関連する要因	・介護負担を軽減するためのフォーマル，インフォーマルの支援の実態を説明し，地域の健康課題を確認する。	学生	媒体③
	＜休憩:10 分＞			
14:05 (45分)	5 介護者の気持ちを尊重した介護負担の軽減	・参加者に報告に対する感想を尋ね，①在宅介護の実態と健康課題，②介護負担を軽減するために必要なことについて意見交換を行う。		意見交換
14:50	Ⅳ　終わりのあいさつ	簡単に報告会をまとめ，お礼を伝える	教員	
15:00	片付け			

図　企画書の例

べき論から問題探ししたり安易な解決策を導き出したりするのではなく，まずは介護者の立場で在宅介護の現状についての理解を深めてもらうようにする。介護者の生活や健康状態，周囲の関わりの実態に関して，介護者や支援者の立場で賛同する意見や内容の追加，異なる状況についての意見があれば発言してもらう。現状を仕方がないと考えるのか何とかしなければならないと考えるか，なぜそのようなことが起こってしまうのかなど，各自の立場で問題ついて考えてもらう。

最終的には，介護者の健康問題を予防するために必要なことやできることを一緒に考えていくことがニーズの把握につながるが，実際には，意見交換の流れや論点は参加するメンバーによって調整する。介護中の者が現状の大変さを語り合うことや介護が終わった者が過去を振り返り健康問題について考えること，支援者がサービス提供における課題の検討など，参加者が語りたいことを尊重しながら進めるようにする。

意見交換の司会者は，ひとり一人の発言をその都度受け止め，参加者全体に発言内容を投げかけ共有する。意見交換では異なる意見や考えも率直に受け止め，発言者個人への攻撃や非難にならないように注意する。新たな実態や考えを引き出し，在宅介護の実態を共有し，参加者各自が意見を聞きながらテーマについて考えていくように促す。参加者の反応を注意深く観察し，意見のありそうな人には発言を促す。発言を受け止め，発言してよかったと思えるように配慮する。

最後に意見交換がおおむね参加者に合意が得られたこと，全員の合意が得られてはいなくても出された意見や考えを確認する。

全プログラム終了後，報告会を総括し，参加者に謝意を述べて会を終了する。

6）報告会の実施手順

報告会については，個別のインタビュー時にあらかじめ案内をしておく。案内のちらしは，介護者に語ってもらった内容を報告し話し合いをすることや，参加してほしいと思っていることが伝わる表現を工夫する。

参加しやすい時間と場所を確保する。被介護者の通所サービス利用時間帯など介護者が

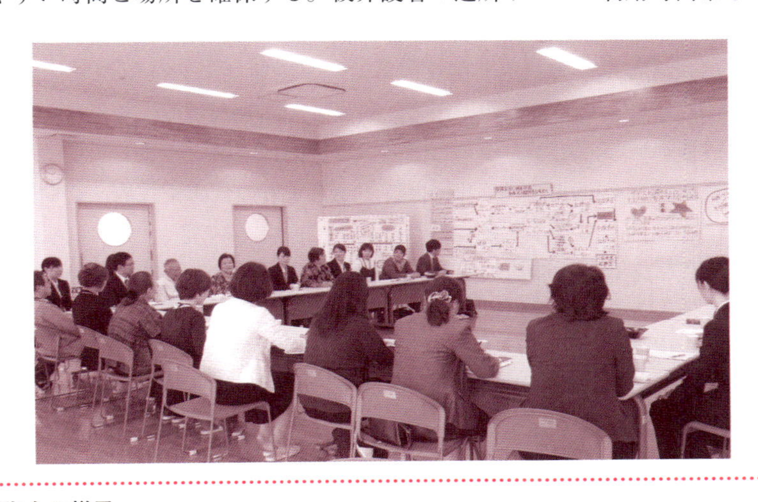

写真7　報告会の様子

参加可能な時間に配慮する。会場は，媒体や資料が見やすく，意見交換がしやすいように設営する。和やかな雰囲気になるよう配慮する。受付後，インタビュー実施者ができるだけ参加者に声をかけ，安心して参加できるように配慮する。

冒頭と終了に際し，参加していただいたことに対し謝意を述べる。説明は，聞き取りやすい声の大きさやスピードに注意する。意見交換はできるだけ予定時間内に終了するよう配慮する。

事後にお礼状またはお礼の電話を入れる。

7）報告会の評価

（1）評価方法

評価は，①企画の内容，②実施状況，③目標達成状況，④実施による成果等の観点から実施する。参加者の発言内容，参加者の反応の観察やアンケートなどにより評価する。

①企画内容：内容は適切であったか，流れは参加者に受け入れやすいものであったか等

②実施状況：計画通りに実施できたか，媒体は適切であったか，説明はわかりやすかったか，参加者は積極的に参加していたか，参加者は健康課題を認識できたか等

③目標達成状況：在宅介護の実態がより明らかになったか，在宅介護の問題が共有できたか，地域の健康課題としての認識が深まったか，参加者の意欲が高まったか

④実施による成果：地域における在宅介護の課題解決に向けた活動が活性化されたか

（2）実施上の留意点

地域の健康課題抽出の学習では，個別の訪問事例の概要を把握し複数の事例の状況を比較しながら分析し，地域全体の現状を推察することから始めることにこだわっている。対象の健康問題とその背景や関連要因を構造的に分析し，取り組むべき地域の健康課題を明らかにするための思考するプロセスが重要である。全数調査を行うと，対象者の全体像は見えるが，物理的時間を要し，問題解決まで対応が遅れ遅れになってしまう。複数の事例から対象の実態を浮かび上がらせ，健康問題は個人的な問題ではなく，社会の在り様と密接に関わっていることを理解する。次に対象者自身に現在起こっている健康状態が，ここでは介護と生活の状況と結びつき起っていることを学生が分析した構造を説明することで，対象者と共感の輪が拡がり，当事者の問題だけでなく地域の在り様も含めて働きかけるべき地域の課題であることが当事者と共に理解が深まる。

看護職であり医学的な知識を持ち，対象者の疾患や健康上の問題が生活と結びついていることを予測する力を身につける。

公衆衛生看護では，地域で生活する人々が対象であり，それぞれが起こっている健康課題を抽出する役割を担っている。対象者のありのままの姿を理解するために，人々の生きてきた様（生活史），生活の様子（身体･精神･社会発達の理解，家族の理解，食事，運動，休養，生活リズム，生活環境，生活歴）を包括的にかつ正確に把握する必要がある。対象者の健康状態をアセスメントする際には，顕在化している健康状態だけでなく，顕在化する健康課題がどのような経過をたどって起きているのか，今後どのような経過をたどる可能性があるのかについて分析する能力が必要である。

健康課題を明確化するためには，保健師は予防的視点を持ち，個人の顕在化している健康課題を解決することにとどまらず，今後起こりうる潜在化している課題を浮かび上がらせ，対象者と共に語り合う機会を設け，今後どのような生活を望んでいるか対象者の主体性を大切にした支援を展開する必要がある。

8）活用したモデル

アセスメントで用いている主要なモデルは，松下のモデルである。地域住民の実態をからだの状態（健康状態）と生活の状況，からだと生活の状況を取り巻く環境の3つの観点から把握し，それらの要素を構造的に捉えて，取り組むべき健康課題を明らかにしている。健康問題が生活と環境との関連の中で生じている実態をわかりやすく示すことができる。

また，健康教育のモデルのひとつであるプリシード・プロシードモデルも参考にした。このモデルは，QOLのテーマに合わせて情報収集する範囲を定めることができる。健康状態に関連する保健行動，環境要因，遺伝的要因，保健行動に関連する前提要因，実現要因，強化要因，それらに働きかける教育プログラムを構造的に捉え，地域診断から実施，評価へと展開することを意図している。このモデルでは，地域の住民や関係者と共に地域の課題を検討する方法も紹介されている。

さらに報告会は地域組織化活動を基盤とした当事者活動から発信するしくみづくりのモデルを参考にした。訪問による聞き取りを行い，当事者の問題を具体的に示しながら顕在化し，関係機関や地域の住民と話し合いを行う。地域の実態を明らかにしながら当事者と関係機関と地域住民の3者を組織化し，活動を展開していく。

表　演習1（地域課題である介護を考える演習）シラバス（つづく）

回	学習内容	学習活動
1	公衆衛生看護活動における健康課題の把握とアセスメント	・講義
2	地域の健康課題抽出のためのデータ収集方法	・講義（コミュニティアズパートナーモデル） ・演習（データ収集の方法） ＊自己学習課題提示：○町地区把握・介護負担の文献要約（3本）
3	生活者の実態をとらえる視点（生活と身体活動）	＊事前準備（生活状況調査・計測） ・講義
4	生活者の実態をとらえる視点（食事）	・事前準備：学内オリエンテーション・食事調査 ・バランスのとれた食事（調理実習） ＊事後課題：レポート
5 6	個を基にした地域の健康課題の把握 介護負担と関連要因（文献学習）	・講義 ・グループワーク・発表 介護負担と関連要因の抽出，グルーピング
7 8 9 10	訪問インタビュー （在宅介護者の介護体験の理解）	・訪問準備（計画作成・ロールプレイ，アポイントメント等） ・訪問インタビュー ・記録整理・事後指導 ＊事後課題：レポート（訪問インタビュー記録）

表　演習１（地域課題である介護を考える演習）シラバス（つづき）

回	学習内容	学習活動
11 12 13	介護負担と関連要因 在宅介護者の実態 （被介護者の状況，介護者の生活状況・健康状態, 介護経過と介護に対する思い，サービス利用等）	・個別事例報告：６事例 質疑応答 ⇒ 在宅介護の実態を把握する ・グループワーク ・個別事例情報の整理（様式） ＊宿題（情報整理）
14 15	在宅介護の実態と特徴 ・被介護者の状況 ・介護者家族 ・介護経過と介護者の変化 ・介護者の状況（健康状態・生活・思い） ・周囲の支援の状況	＊事前に介護経過と介護者の１日の生活をホワイトボードに記載しておく ・グループ発表 在宅介護の実態（複数事例の特徴の把握） 介護経過，介護者の１日の生活 要素（介護者の生活と思い・被介護者の状況・周囲の関り等） 質疑応答 ⇒ 在宅介護の特徴を把握する ・ディスカッション 複数事例の６つの要素の要約 ①被介護者，②介護者家族，③介護者の健康状態 ④介護者の生活状態，⑤介護状況，⑥介護に対する思い ・まとめ 介護者の健康課題の構造化 ＊事後課題：レポート（複数事例から見えてきた介護負担と関連要因の構造
16 17 18	在宅介護者の健康課題のアセスメント 健康課題の構造化① ・介護者の健康問題 ・健康問題と介護に伴う生活状況の関連 ・介護者を取り巻く環境・支援と介護負担の関連 報告会のねらいと企画	・講義（在宅介護の実態の振り返り） ・課題レポート発表 ・健康課題の構造化：身体−生活−背景（松下先生の枠組み）を用いて情報を整理する ポイント：在宅介護の実態（被介護者・介護経過・介護者の生活） 健康問題発生のメカニズムと介護者の生活の関連 介護負担とサポートとの関連 ・オリエンテーション：報告会の企画概要 ＊宿題（グループ分け・伝えたいこと・媒体案を作ってくる）
19 20 21	健康課題の構造化② 健康課題の共有の企画①	・報告会の企画（目的・内容）の確認 ・媒体作成・発表内容検討（担当グループ） ＊宿題（グループで媒体・シナリオ案を作ってくる）
22 23	健康課題の共有の企画②	・媒体説明 ・シナリオ発表（デモスト） ＊宿題（シナリオ修正）
	（事前準備）	（デモスト）
24 25 26	当事者及び関係者との健康課題の共有 介護負担の考察及び報告会評価	・報告会 ・ディスカッション（振り返り） ＊事後課題：レポート

4章 地域の健康課題を構造的にみる
—コミュニティを単位として—

1. コミュニティを単位とした地域の健康課題の把握の概要

第1章から第3章では，個別事例を基に地域の健康課題を把握し，地域の関係者と健康課題を共有する技術について述べた。第4章では，実習地となる市町村，または保健所を1つの単位として捉え，地域の特徴と健康課題を検討する地域診断の技術について説明する。この章では，地域全体の特徴を把握し，健康課題を抽出する技術を習得するために，コミュニティアズパートナーモデルの枠組みを用いて，情報収集し健康課題を検討する過程を説明する。

1）地域診断とは

診断とは，医師が患者を診察して健康状態，病気の種類や病状などを判断すること，あるいは物事の実情を調べてその適正や結果の有無などを判断することである。このことから考えると地域を診断するとは，専門職が地域の状態を把握して健康状態，健康問題の状況などを判断することといえる。医師の診断が治療の前段階であるように，地域診断も地域における保健活動を実施するための過程であり，単に善し悪しを査定することではない。地域の健康課題を把握し，対策を立て活動につなげるために実施する。

2）地域診断に必要な情報収集の方法

地域診断のための情報収集の方法として，以下の方法が挙げられる。

①保健統計の活用

人口動態，人口静態，国民健康基礎調査，患者調査等全国調査

特徴：全国や都道府県，他自治体等との比較ができる。

②保健事業の実績の活用

健診結果，相談票，家庭訪問記録，教室の記録等

特徴：保健事業の実施状況，保健事業参加者の状況が把握できる。

③調査実施によるデータ収集

インタビュー，アンケート等

特徴：目的に応じて意図的に把握したい情報を収集できる。

④観察によるデータ収集

地区踏査，保健活動実施状況等
特徴：特定の場所に身を置き，五感を用いて把握できる情報を収集できる。

上記のように，様々な方法を駆使して地域住民の健康状態を示す情報や，人々の健康状態に影響を与える情報を幅広く収集する。

簡易な情報源として，①のように保健統計や全国調査の結果がありインターネットや資料から抜粋することができる。また②のように健診や保健事業の実績も地域の健康状態を把握する上で重要な情報源であり，集計や加工をしたりすることで情報収集することができる。いずれも，情報は膨大であるので，いずれも何を知ろうとするのか意図をもって必要な情報を選定し，収集することが重要である。

③は，既存資料で得られない情報について，調査を実施し，情報を収集する。保健事業の参加者を対象にアンケートを実施する場合や，保健計画策定のための地域住民の全数調査を実施する場合もある。調査の場合は，目的を既存資料以上に明確化することが重要である。

④のように，住民の感覚で現実の状況を把握するためには，自分自身がツールとなり，五感を用いて情報収集をすることも重要である。地区踏査により，物理的環境や移動手段や利便性など生活環境等を知ることができる。また，保健事業等での直接的な対話により，言語化されないメッセージを受け取ることもできる。

3）地域診断の展開

演習では，主に国が示す統計データと自治体のホームページ等の情報をインターネットを用いて収集し，地域診断に必要な情報の種類，健康問題の把握につながる情報整理の仕方，健康課題を抽出するためのアセスメントについて学習する。さらに地区踏査を実施し，地域の観察によるデータ収集について学習する。インターネット情報と地区踏査による情報を合わせて地域の健康課題の抽出を学習する。

以上の演習プロセスを踏まえ，実習では，実践現場における保健事業実績からの情報収集と，地域の住民や関係者へのインタビューを通した情報収集を行い，それらの情報も併せて総合的に地域の健康課題について考察する。演習から実習への展開については，第5章で紹介する。

2. 地域診断のプロセス

演習では，コミュニティアズパートナーモデルの情報収集の枠組みを用いて，インターネットによる情報収集と地区踏査による情報収集を行う。健康課題の抽出とは，地域の情報をもとにその地域でどのような健康問題が起こっているのか，起こりそうなのか，どのような姿を目指すのかを明らかにしていくことである。地域の健康課題を抽出するためには，地域の人々そして地域で暮らす人々の生活を理解し健康状態をアセスメントしていく必要があり，その地域の情報を収集する事からはじまる。しかし，健康状態に影響を与える要因は多岐に渡るため，地域診断に有用な既存のモデルであるコミュニティアズパートナーモデルを参考に系統的に情報収集を行ったのち，情報を整理しアセスメントを行う。

地域のアセスメントをするために必要な情報は大きく２つにわけられている。１つ目は地域を構成している住民であり構成要素としては人口動態や住民の価値観や信念，歴史などを含む「地域のコア」情報である。２つ目は人々の健康状態に影響を与えると考えられる環境であり構成要素としては，物理的環境，教育，安全と交通，政治と行政，保健医療と社会福祉，情報，経済，レクリエーションの８つが含まれる「サブシステム」情報である。

地域のコア情報とサブシステム情報を統合した課題の検討，地区踏査や保健事業から得られる情報を統合して，地域の課題を考えるプロセスを説明する。

情報の分析のプロセス

地域の情報分析は，概ね次の過程で行う。

①情報の分類

地域のコア情報は，人口統計，住民の価値観や信念，歴史に分類できる。

地域のサブシステム情報は，物理的環境，教育，安全と交通，政治と行政，保健医療と社会福祉，情報，経済，レクリエーションの８つに分類できる。

コミュニティアズパートナーモデルの情報項目を基に情報収集をすることで，地域の人々の健康状態をアセスメントするために必要な情報の過不足を軽減し，系統的な情報収集が可能になる。

②要　約

地域のコア情報は主に人口動態や世帯数，産業別人口などの統計データである。人口構成などの統計データについては，まずは表を作成する。その後，数値の経年変化や他地域との比較が出来るようグラフ化する。データが何を示しているのかまずはその数値やグラフを正確に読み取ることが重要となる。サブシステムの情報については，行政機関のホームページや刊行物などから情報を得ることが出来るがインターネットを利用して情報を集める場合は，公的な機関など出所や責任の所在が明確な情報であることを確認することが重要となる。

③比　較

要約したデータを確認しデータの不足や欠損しているデータはないか確認する。データを経年的に比較することで傾向を確認することが出来る。また，近隣市町村や県のデータと比較することでその地域に特徴的な事が見えてくる。さらに，経年的，他地域との比較によって明らかに矛盾するデータが見つかることがある。そのため，情報の比較はデータが正確なものかを判断することにも役立つ。

④推　論

ここまでに収集した情報について，いくつかの情報を統合しながら事実（根拠）に基づき論理的に健康問題を推察していく。

3. 既存のモデルを活用した情報収集と分析

これから，具体的な方法について解説する。

1）インターネットによる情報収集と情報整理

政府統計の総合窓口（e-Stat）では，各府省等が実施している統計調査による情報をインターネット上で提供している。日本の統計が誰でも閲覧およびデータ収集できるサイトとなっている。このe-Statを活用して地域診断に必要なコアの情報およびサブシステムの情報を収集し整理していく。

このe-Statを活用した，情報収集と情報整理の操作手順を以下に示す。

【情報収集・操作手順１】

①「e-stat 政府統計の総合窓口」のホームページにアクセスし

②「統計データを探す」を選択する。

③選択すると複数のデータ選択方法が表示されるので，「地域から探す」を選択。

④「地域から探す」を選択すると「都道府県・市区町村のすがた（社会・人口統計体系）」が表示されるので選択。

⑤選択するとページ下方にデータ種別が表示されるので，市区町村データを選択。

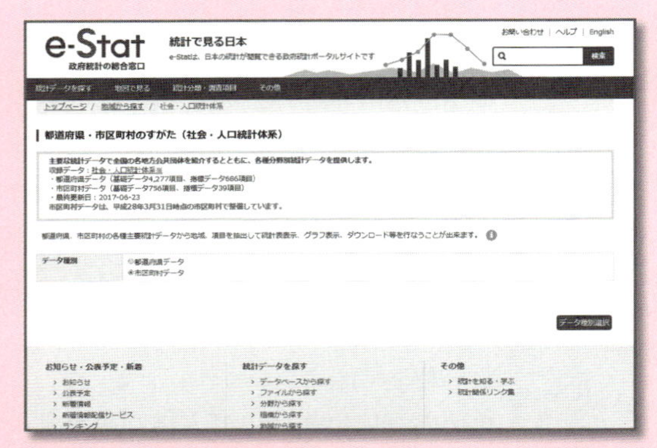

【情報収集・操作手順２】

「統計表・グラフ表示」のページが開く。

①表示データの「現在の市区町村」を選択する。

②地域区分を「福岡県」を選択する。

③絞り込みで「区（特別区を除く）」,「町・村」,「政令指定都市」に☑をいれる。

④情報収集したい市町村を選択する。絞り込みを行うと地域候補に福岡県内の全市町村および政令市の区が表示される。その中から，実習先の情報収集したい市町村を選択し，「地域を選択」ボタンで地域を選択する。

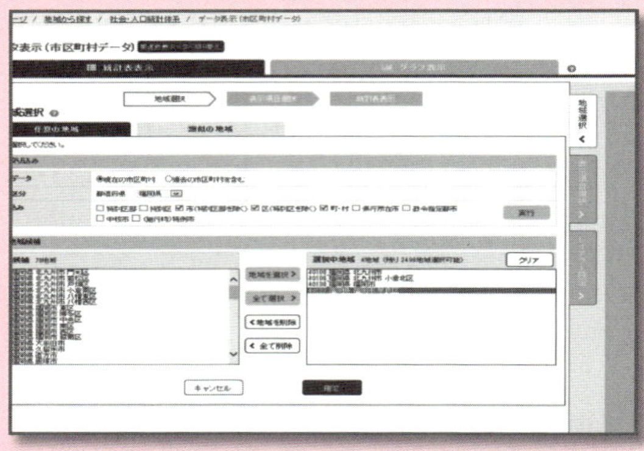

【情報収集・操作手順３】

「表示項目選択」のページが開く。

①データ種類をどちらか選択する。

②分野から項目を選択する。設定した分野に含まれるデータが項目候補に表示される。表示された項目候補から必要な項目を選択し，選択中項目へ移動させる。

③確定すると画面が切り替わる。小分類から項目を選択する。大分類および小項目のドロップダ

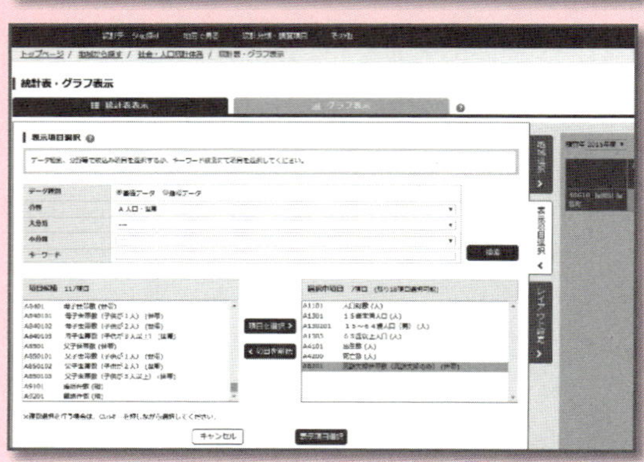

ウンボックスから項目を 1 つ選択すると，その項目に含まれるデータが「項目候補」に表示されるので参考にする。

【情報収集・操作手順 4】

「表示項目選択」ボタンをクリックすると「統計表表示タブ」,「グラフ表示タブ」にデータが表示される。

選択したデータがまだ無い場合，表中に「＊＊＊」と表示される。調査年を変更して「再表示」をに変更すると表示される。

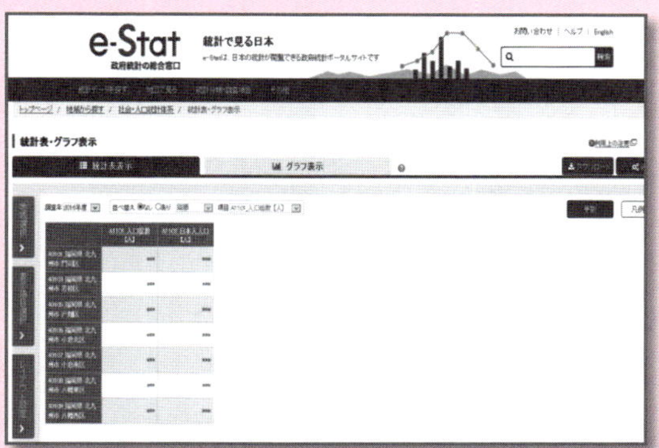

【情報収集・操作手順 5】

①「レイアウトを整える」のタブに移動する。設定して表示を選択。

②統計表示は単年で表示されるため，複数年表示されるよう設定を変更する。

③「設定して表示を更新」を選択すると画面が切り替わる。

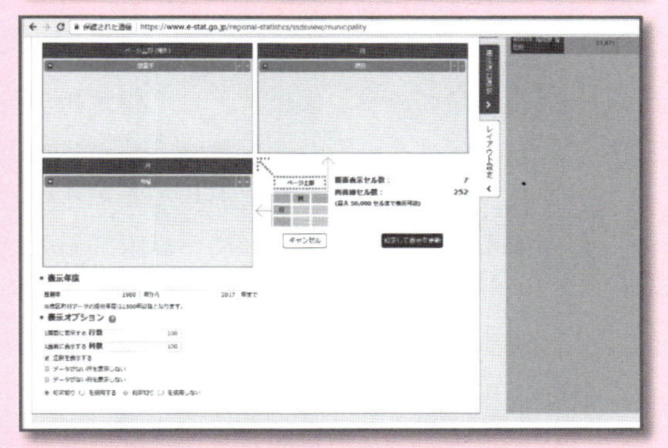

【グラフ作成手順】

①必要なデータが表示されたら，「ダウンロード」を選択する。

②表ダウンロードのウィンドウが開くのでダウンロード範囲を全ての項目，ファイル形式をエクセルを選択してダウンロードする。

③ダウンロードしたエクセルファイルを保存し，ファイルを開いてデータを確認する。

④エクセルファイルを開いてグラフを作成する。

⑤エクセルシートのグラフにしたいデータの範囲を選択する。データを選択した状態で，「挿入」のタブを選択し，リボンを表示する。リボンのうち「グラフ」の中からデータの特徴が読み取れるグラフの種類を選択する。例えば，総人口であれば，年次推移が分かりやすいよう，縦棒グラフを，人口割合の場合は，人口割合の推移を見えやすくするため，100%積み上げ横棒グラフを選択するなどである。グラフの種類を選択し，「OK」を選択するとグラフが表示される。

グラフタイトル，軸の表示を整え，グラフを完成させる。

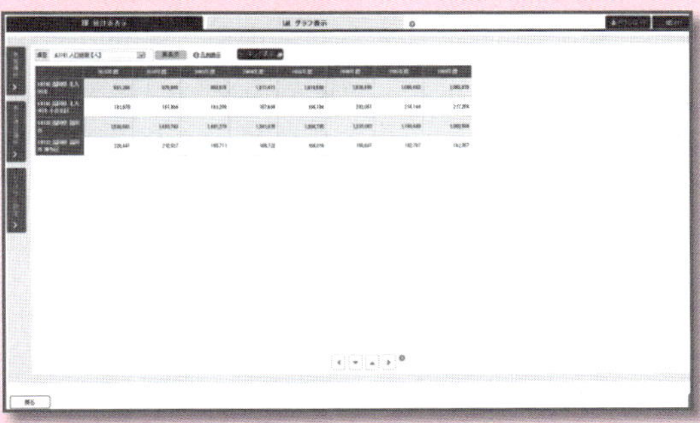

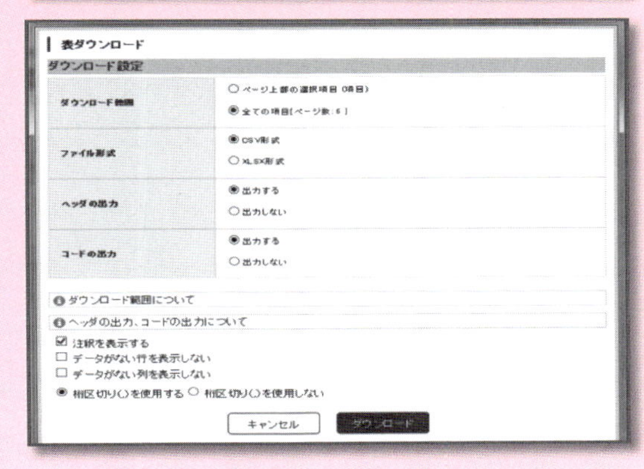

2）地区踏査による情報収集と整理

地区踏査では，実際に実習地域に赴き地区を把握する。そのため事前に地図を確認し，地区踏査を行う範囲を確認する。その後，何を，どこで，どのようにして情報収集を行い，その情報から地域で生活する人々の何をアセスメントするのかについて明確にするために地区踏査の計画を立てる。

観察点は，地域のコアとして，人口静態・人口動態・歴史について観察項目を立てる。例えば，人口静態・人口動態では，地区踏査で見かける人はどのような年代なのか，どのような世代が住んでいるのか（住宅の洗濯物の様子なども子どもがいるのか，大人が住んでいるのかなど参考になる），実際に見かけた人はどのような状態なのか，などである。事前に把握した人口静態・人口動態のデータを参考に計画を立てるとよい。歴史については，地域の歴史を把握できるものを見ると同時に，地域のリーダーに話を聞くことができるとよい。価値信念についても，お寺や神社，その他の宗教施設があるかなどを観察しておくとよい。

地域のサブシステムとして物理的環境・保健医療と社会福祉・経済・交通・政治・行政・コミュニケーション・教育・レクリエーションの観察項目を立てる。物理的環境については，土地の様子や住宅の様子などを観察する。保健医療と社会福祉については地域の医療施設や福祉施設（保育園や高齢者施設）などを確認するとよい。経済は，どのような店がありどのようなものを売っているか，地域の経済状況を示すもの等を確認する。交通は電車やバスを実際に利用し，その利便性を自ら実感するとよい。時刻表なども参考になる。政治については政治に関するポスターや活動の形跡などを見るとよい。コミュニケーションについては公民館など住民が集まる公共の場に実際に出向き，どのような活動がされているのか，また，公民館に置かれているチラシなども確認するとよい。教育については，地域にある小学校や中学校の様子を確認する。レクリエーションは，子どもの遊び場やレクリエーション施設を誰が利用しているのか，実際にどのようなレクリエーション施設があるのかを確認する。

また，具体的な行動計画として，事前に確認した地図を参考に，地域にどのようにアクセスするのか，どの道を歩き観察するのか，計画を立てた上で地区踏査を行う。

地区踏査を終えたら，見てきた事実を具体的に記録に残す。まず，地区踏査を行った日時，実際にかかった時間，対象地区，移動手段（徒歩，バスなど），天気を記す。次に地域のコアについて記す。地域にいた方の年代やどこにどのような人が集まっていたか，などである。最後にサブシステムについて記す。物理的環境・保健医療と社会福祉・経済・交通・政治・行政・コミュニケーション・教育・レクリエーションについて観察してきた事実を書き記す。

市町村（　〇〇町　）　　　　氏名（　　）

	足を使って地域を知ろう		
対象地区	日時	Z月　XX日　8　：　50　〜　14　：　00	
	地区 訪問先	Y団地、〇〇町図書館・歴史資料館・〇〇神社，〇〇町役場，JR〇〇駅など	
	移動手段	電車・市営バス・徒歩	天気　晴れのち雨

結果

地域のコア

人口静態・人口動態・歴史

人口静態：総世帯数×××××世帯であり、核家族世帯数はZZZZ世帯(61.55%)、単独世帯数はYYYY世帯(30.13%)であった。総世帯数のうち、高齢者の単独世帯数はVVVV世帯(15.46%)、高齢者夫婦のみの世帯数はPPPP世帯(13.72%)であった（2015年）。
・〇〇団地では洗濯物に子ども服もあったことから、核家族世帯が多いと考えた。
・北側は団地が多かったが、南側は一軒家やアパートが多く見られた。
人口動態：平成27年度時点でのA町の人口は28997人、そのうち高齢者人口は8754人(30.19%)であり、年少人口は3460人(11.93%)、生産年齢人口は16731人(57.7%)であった。
・実際、町中ではグラウンドでゴルフをしている人、公共交通機関（バスなど）を使って病院に受診している人がおり、高齢者をみかけることが多かった。スーパーや直売所に買い物に来ている人では高齢の女性だけでなく、高齢の男性が一人で来ていたり、外国人の人も買い物に来ていた。
・生産年齢人口にあたる人々は、平日の昼間は学校や仕事のため、あまり町中では見かけなかったと考える。
歴史：A町は、発掘調査によって一万年以上前の旧石器時代から人が住んでいることがわかっているそうだ。さらに途中で立ち寄った神社にいた住民に話を聞くと、「最近、頃末で水道の工事をしてたときに、縄文土器が見つかったんよ。」、「遺跡から貝殻が発見されてね、（水巻）町の南は、昔海やったんよ。やけ、貝殻が出てきたんやね。」と話していた。また、縄文時代の土器のかけらを神社で展示しようとしているらしく、展示するための棚を住民5人ほどで作成しているところだった。その土器のかけらも見せていただいた。
〇〇神社の大イチョウは雄株の古木で、この神社の由緒には日本武尊（やまとたけるのみこと）が熊征伐の時に立屋敷に立ち寄り、砧（きぬた）姫という娘と結ばれて、その証として植えられたものだそうだ。これらの話の絵本が、A町の図書館にあった。
　黒田長政が、川の氾濫から民や田畑を守るため、F川の築堤工事を決意し、その12年後の1762年に堀川は開通した。その後炭鉱により町が栄えた際も、この堀川を利用し、当時の〇〇製鉄所まで運搬していたとされている。
　戦時中はオランダ・イギリス人などの捕虜の収容所があり、炭鉱などの強制労働を強いられていた。戦後しばらくして、収容されていたが終戦後母国に帰った元オランダ軍人がA町にきて、戦争で亡くなった捕虜達をまつる十字架の塔が建てられた。現在もオランダとの交流は盛んで、小・中学生がオランダにホームステイに行ったり、オランダ人学生のホームステイを受け入れている。
　炭鉱で栄えていた頃は人口が多かったが、閉山後人口は減っていたため、炭鉱跡地に町営住宅を建設し、人口の流出を防いだ。

物理的環境・保健医療と社会福祉・経済・交通・政治・行政・コミュニケーション・教育・レクリエーション

物理的環境：A町はB県の北部に位置し、東はC市に隣接し、西はF川に挟まれた南北に細長い町である。
・町内は小高い山が多く、特に北側はその山を切り開いているのではないかと考えた。
・町の北側は実際歩いてみると坂が多く、町の中心部は海抜3mほどであったのに対し、北側は海抜17mほどで、同じ町内でも高低差が激しいと感じた。坂を自転車で上っている高齢者もいたが、徒歩での移動には限界があり、車やバスを利用する必要が多い地域であると考える。
・町の北側は町営住宅、県営住宅、UR都市機構などの団地が多かったが、〇〇団地は現在閑静な住宅街で、入居者も住んでいる部屋がまばらなため、近隣住民との交流が少ないと感じた。
・△△団地は入居者が多く、また洗濯物に子ども服があったり、近くに保育所や幼稚園があったため、子育て世代が多いと考えた。
・バスに乗って見た町並みでは、町の南側は平坦で、田畑が多かった。また一軒家やアパートが多く見られた。曲川や堀川が住宅地のある地域で流れており、この地域は海抜3m程度であるため、大雨などの水害時には浸水してしまう可能性があると考える。

保健医療と社会福祉：
・子育て支援センターは保育園と併設されており、保育園を利用している親子は立ち寄りやすいと感じたが、支援センターの前は門がありその中に扉もあったため、保育園を利用していない親子は立ち寄りにくいと感じた。
・〇〇ホールは利用していない住民も知っており、利用者からは「交通アクセスがよく行きやすい」、「開催されている体操に参加している」など、多くの住民に知られており、建物も開放的で、駅から近く、バス停もあり、住民が訪れやすい環境であった。
・駅から徒歩で15分程度のところに、〇〇病院（町で一番大きな病院）があり、町の中にはクリニックが多く点在していた。

経済：
・スーパーや直売所が駅から近い町の中心部にあるが、北側南側は中心部に買物に行くよりも、隣の市町村に行った方が近いと感じた。
・大型ショッピングセンターが町内になく、洋服や家電などを購入する際には隣のC市やD市に買物に行く必要があると考えた。
実際に市営バスで利用者に話を聞いたところ、「買い物はG市まで行くよ。あそこはスーパーやドラッグストアもあるし。」との発言があった。

交通：町の東西に国道3号線が通り、JRの駅が2か所ある地域でもあるため、交通の便は良いと考えていた。
・市営バスは利用しやすいように、どこに行っても一律190円であると考えた。しかし、市営バスは8〜16時の間は1時間に1便の運行、一日に1便しか運行しない地域もあった。バスの時間に合わせて行動することがあるのではないかと感じた。
「（市営バスは）あると便利だけど、やっぱり1時間に1便は少ないね。もっと本数が多くなったらいいのに。」との利用者の声があった。
・福祉バスは妊婦・高齢者・障害者が対象で、これは1時間に1便ほどであったが、利用者は多く、町の主要施設を運行していた。中でも、病院で降りる人、病院から乗ってくる人が多かった。
・2車線の道路もあり、車の交通量は多いと感じた。また、子育て世代のいる団地では、車を所持している家庭が多かった。

図8　地区踏査のまとめ（つづく）

サブシステム	政治・行政：A町には特産品がなかったため、町の特産品を作ろうと、商工会や役場、農家が一体となり、にんにくの栽培を始めた。 ・当初は直売所のみで販売していたが、今年B県のお土産ランキングで、にんにくの加工品が準グランプリを獲ったこと（直売所に記載あり）により、大手スーパーから注文が殺到し、1週間で1年分の出荷を行い、特産品として売れ出した、ということが直売所のでかにんにく販売コーナーに書かれていた。 ・北側・南側は町の中心部に買物に行くよりも、隣の市町村に行った方が近く、買い物に不便が生じていると考えていた。しかし、役場は"みんなのお店元気カー"という政策を行い、移動販売や宅配サービスを行っていた。これについてのチラシが役場に置いてあり、買い物の不便解消だけでなく、町内での高齢者の居場所づくりや見守りを目的としていた。 ・A町図書館では、坂の上にあり不便さを感じたが、図書館の前まで福祉バスが運行していたり、坂の下から階段だけでなく、エレベーターでも行くことができるようにされており、住民が利用しやすいように工夫されていた。 ・A町歴史資料館では、建設時から2階ではなく1階で入り口に近い場所に位置させることで、町民が訪れやすく、自分が住んでいる町の歴史に興味を持ってくれるように、という行政の狙いがあった。 ・役場近くの郵便局では、郵便局内でパンの移動販売が行われており、住民が立ち寄るように工夫し、コミュニケーションをとる一環とされていた。 コミュニケーション・レクリエーション：主要な文化・スポーツ施設には、中央・南部公民館、図書館・歴史資料館、総合運動公園、町民体育館、武道館、グラウンドがある。 ・○○神社では、朝9時前から高齢者2人が神社の清掃を行なっており、この神社を大切にされていると感じた。 「お祭りはしょっちゅうありますよ。今度も七夕祭りがあります。10月にも。」、「珍しい狛犬でしょ。テレビでこの狛犬が紹介されてから、観光客も増えたんですよ。」、「最近、○○地区で水道の工事をしてたときに、縄文土器が見つかったんよ。」、「遺跡から貝殻が発見されてね、町の南は、昔海やったんよ。やけ、貝殻が出てきたんやね。」など多くを話してくださり、自分の住んでいる町に興味や誇りをもっていると感じた。 「江戸時代の飢饉の時に、1人の百姓が年貢の一部を隠しとったんやけど、これが役人に見つかって処刑されたんよ。その人のお墓がここから近くのお寺にあるよ。」とお話しくださり、昔から農業の町でありこの話に共感したため、ずっと言い伝えられているのではないかと考えた。 「神社の裏に竹林があるので、よかったら見ていって下さい。」と言って下さり、神社の裏に案内していただいた。竹は一カ所に生えると倒れてしまいやすいが、等間隔に生えるように手入れされていた。 また、「縄文時代の土器のかけらをね、ここ（神社）で展示しようとしとるんよ。今はね、それを展示するための棚を作りよるんよ。この人は元大工、この人は棟梁やったけ、自分ができるところをやりよんよ。」と話され、最初は2人だったが徐々に人数が増え、高齢者の男性5人ほどで棚を作っていた。自然と役割分担をされ、居場所づくりにもなっていると感じた。 ・グラウンドでは、朝10時頃高齢者が30人ほど、グランドゴルフを行なっていた。高齢者が運動できる場所が町内にあり、運動を行うだけでなく、居場所づくりにもなっていると考える。 ・A町図書館では、新聞コーナーがあり、高齢者が多く訪れていた。長時間滞在できるように、飲食できるスペース、自動販売機も設置されていたり、座敷スペース、勉強スペース、子連れで訪れることができる子どもコーナーがあった。ここでも住民の居場所づくりがなされていると感じた。 　地区踏査時、保育所の園児が図書館で七夕づくりを行っており、図書館と保育所が連携して、子育て支援の場になっていると感じた。 教育：保育所が4カ所・保育園1カ所、幼稚園が2カ所、小学校が5校、中学校が2校、高等学校はなく、助産学校が2校ある。 ・高齢者向けの"健康長寿講演会"、親子向けの"夏休み体験学習事業"が図書館で開催されている。 A町の保健師と協働して、図書館に住民が読みやすい医療・介護のコーナーを設置し、住民の"知りたい"というニーズに応えていた。 　近くに学校があるため、学生が訪れやすいように勉強スペースを設けたり、看護助産学校の生徒が訪れるように医療・看護に関する書籍も充実させていた。
考察	今回実際地区踏査をして、A町は高齢者が朝から神社の清掃・グランドゴルフなどで集まったり、図書館では本を借りるだけでなく、日中家にいる方のために集まる場として提供され、長時間滞在できるようにし、居場所づくりを行っていたり、"みんなのお店元気カー"で、地域での居場所づくり・見守りを行っていたり、住民同士や地域でのつながりを大事にしていると考えた。 　また、町役場では"みんなのお店元気カー"で地域での居場所づくり・見守りを、図書館では本を借りるだけでなく、長時間滞在できるようにして居場所づくりを行っていたり、郵便局ではパンの移動販売を行い、地域住民が気軽に立ち寄り、コミュニケーションをとる一環としての活動を行い、住民が住みやすくなるよう、地域で孤立しないように、力を入れていた。 　A町には特産品がなかったが、行政と農家が協働し、でかにんにくの栽培を始めた。そして今年B県のお土産ランキングで、でかにんにくの味噌が準グランプリを獲ったことにより、特産品として売れ出したことから、A町の地域の活性化につながったと考える。 A町では現在人口は減っているものの、世帯数は増加しており、核家族世帯数や単独世帯数の増加が考えられる。また高齢化率は、急速に進んでおり、県・国よりも高く、平成27年には30.13%となっている。さらに年少人口も年々減少しており、少子高齢化は一段と進むことが予測される。単独世帯数の中でも、高齢者の単独世帯数や夫婦のみ世帯数の増加も予測され、孤独死などが考えられるため、地域での見守りが必要になると考える。今後も独居高齢者が増加していくと考えられるため、地域一丸となって、地域の見守り体制をより充実させていく必要があると考える。 　A町の北部は炭鉱の社宅であり、炭鉱閉山後人口流出を防ぐために町営住宅や県営住宅などが建てられ当時は入居者が多かったと考えられる。現在は団地内での近隣交流が少なく、地域で孤立しやすい状況であり、さらにバスも1日に1本しかない地域もあるため、交通の便が悪く、余計に地域で孤立しやすい状態であると考えた。 　町の中心部には買い物ができるスーパーや直売所があるが、離れたところでは車を使用しないと買い物に行けない地域がある。そのため、町には移動販売や宅配サービスが普及している。また、バスは一律190円で利用しやすいようにし、町の主要施設を運行しているが、1時間に1便程度で、実際の利用者は「あると便利だが、もっと回数を増やして欲しい」と発言していた。今後高齢者の増加に伴い、利用者数の増加が考えられ、また町内は坂道が多いため高齢者や親子連れは徒歩での移動が大変であるから、運行回数を増やしていく必要があると考える。 　物理的環境では、F川に隣接していること、また曲川・堀川が住宅地に近く、水路が多いこと、町の中心地が海抜3m・北部は海抜17mほどで地域によって高低差があり　大雨の際などに浸水する地域が多く　避難箇所も限られてくる　そのため　災害時要援護者の避難が遅れる可能性があり、日頃から災害時を意識した避難訓練を行なう必要がある。

福岡県立大学看護学部（公衆衛生看護アセスメント論Ⅱ）

図８　地区踏査のまとめ（つづき）

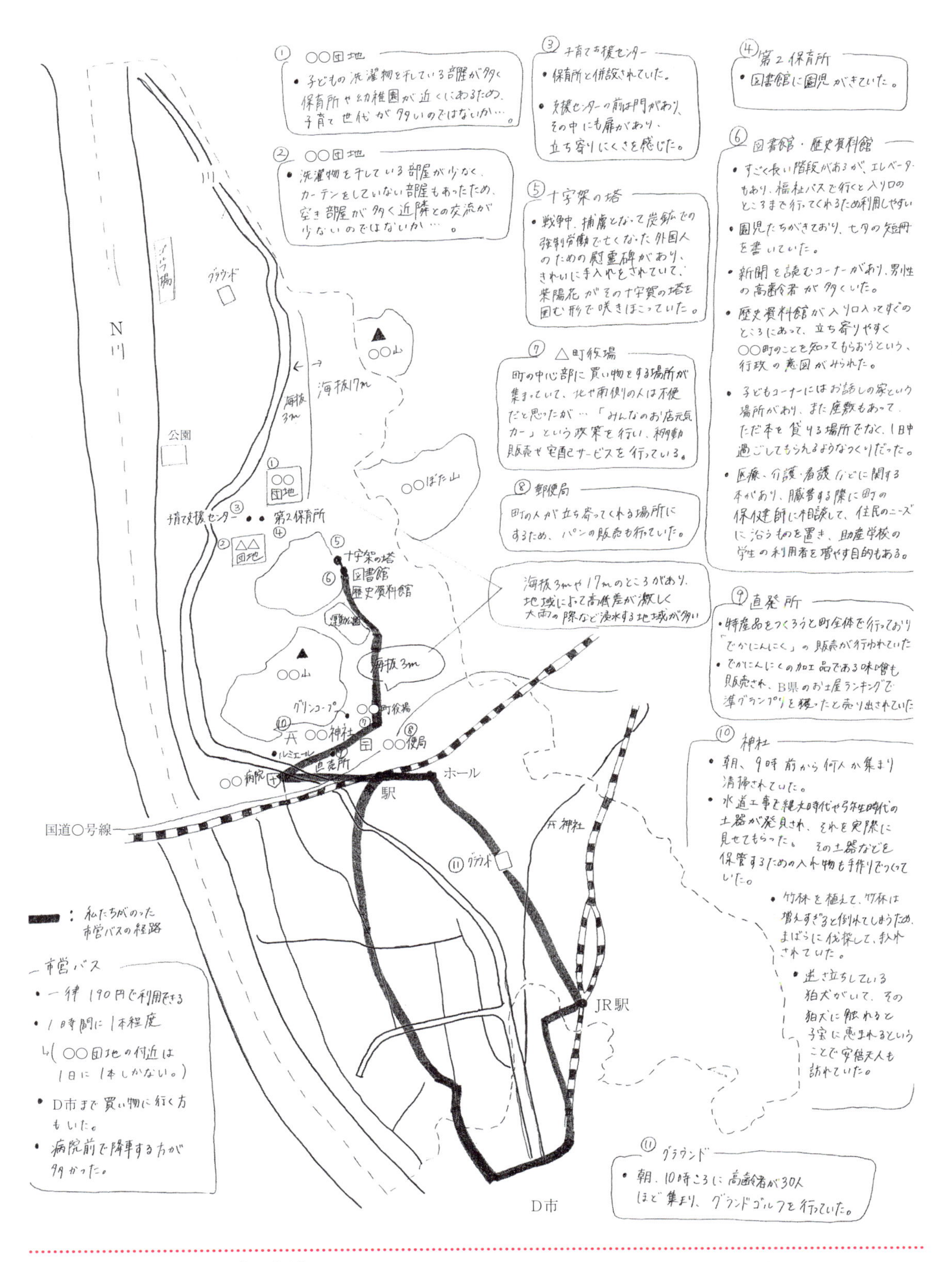

図8　地区踏査のまとめ（つづき）

3）アセスメント及び健康課題の抽出

地域診断を行う際，まずは整理した情報について正しく解釈することが必要である。人口動態や人口静態，健診結果などのデータについて現時点でどのような事が起こっているのか，経年的な変化を確認しどのように推移しているのか，国や県の動向及び近隣市町村と比較してその数値は高いのか低いのか，憶測ではなく事実を確認し言語化する。

次に，収集した情報から考えられる事を推察していく。1つのデータだけでなく関連するデータを考慮しどのような健康問題が既に起こっているのか，今後起こりそうなのかを考える。例えば，高齢者の数が年々増加し，世帯状況は1世帯当たりの人数が減少している場合，世帯種別の割合の経年変化を比較する。そこから，高齢者の独り暮らしや，高齢者のみ世帯が急激に増加している事が確認できると，今後，高齢者が増加する中で介護が必要になった場合，一人暮らしの高齢者や高齢者のみ世帯では，介護を担う人がいない可能性や老老介護になる可能性などが推察される。

このように一つのデータからだけではなく周辺の統計データや地区踏査で得られた情報を合わせてどのような健康問題が起こっている，起こりうるのかを推察し健康課題を抽出する。

4. 地域診断の展開の必要性と実施上の留意点

地域診断では，人びとの健康状態を示す情報や健康状態に関連する情報を収集するが，正常と異常の基準はない。判断するために不可欠と考える情報と入手可能な情報を合わせて，集まった情報を基に分析し，健康課題を把握していく。必要な情報をすべて入手することは不可能であるが，地域の特徴を把握し健康課題を判断するために不可欠な情報は集める必要がある。そのためのツールとして，モデルの活用は有用である。

地域看護活動のモデルのひとつであるコミュニティアズパートナーモデルは，地域のコアとサブシステムの情報を幅広く収集し，総合的に地域の状況を把握することができる。地域の住民や関係者と共に情報分析や課題の検討を行い，活動を実践，評価することを意図している。

地域包括ケアシステム構築を目指すためには，保健師が各地域における地域格差について表現できる資料の作成を行い，その解釈を関係者や地域住民に知らせる必要がある。

よって，実施上の留意点として，本学習は，地域の健康課題抽出を演習1での介護者等住民，関係機関への説明資料として，また，臨地実習の既存情報を収集し分析し，実習指導者との協議資料として作成する。

そして，健康課題の明確化と優先順位を検討するために，地域データを比較，解釈し，推論する。厚生労働省の資料や文献を用い，起こりうる健康課題（母子，高齢者，障がい者等）の現状から，当該地域で把握し分析した数がどのような状況にあるのかについてその解釈と推論を文章化する。解釈した健康課題が文章化できたら，それぞれの課題の重要性・緊急性を説明し，その解決について，実現可能性や効果について議論する。地域の健康課題の優先順位を決定し，その解決策としてどのような保健事業が行われているか又は必要となるのかについて検討する。演習1においては，簡易的な健康課題の抽出を行い，関係機関や地域住民と共有できるよう，説明資料として作成する。

地域（　　A市　　）　　　　　　　　　　　　　　氏名（　　　　　　　　）

データの分類	要約（データ）	推論（読み取り）
コアの情報 ①歴史	A市は，昭和YY年に○町△村が合併し，A市となった。古くより先進の大陸文化を取り入れ，○○○海を通じた□□地方との交流も盛んに行われていた。「○○平野」と呼ばれ，早くから開けた地域として重要な役割を果たし，市内には今も数々の史跡が残されている。D市とF市のほぼ中間に位置し，江戸時代には飴屋をはじめとする豪商が出現するなど，藩内では城下町小倉に次ぐ商業地として発展した。明治時代以降は○○地域の中心都市として現在に至る。□□地方にも近いことから，1960年代以前は○○炭田から国道ZZ号，国鉄R線（現・K鉄道）を利用し石炭が輸送され，A市経由でB町の○○港に輸送していた。また，平成X年にバイパスが開通し，翌年には人口7万人を達成した。また平成W年に○○空港が開港したり，平成Z年に○○自動車道が開通した（A市役所商業観光課発行のパンフレットより抜粋）。	江戸時代には○○街道の宿場町。また明治以降は，C地域の中心都市。そして□□地方にも近いことから，炭田から石炭が輸送されていた。その後，空港が開港したり，平成X年に自動車道が開通し，A市は交通網の発達に伴い，商業が栄えていったと考える。また平野で暮らしやすい土地柄と，海・川・山などの自然豊かで食に恵まれた環境は，人々の住む住環境としても恵まれた場所であると考える。以上のことからA市は古くから人や物の通り道として商業で栄え，そして現在はD市，N市，M市などのベッドタウンとなっていると考えられる。
②人口統計	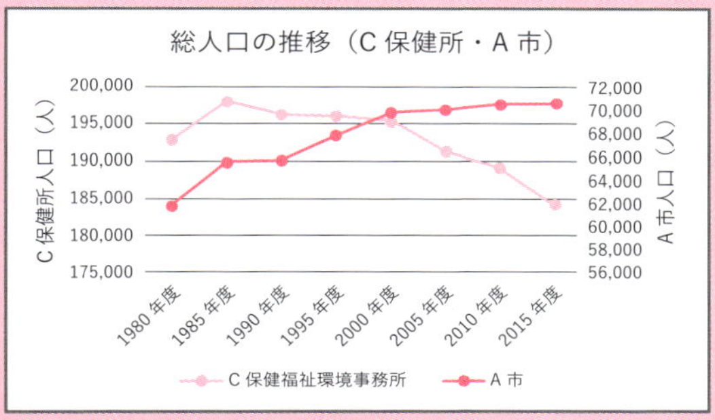 総人口の推移（C保健所・A市） C保健所人口（人）　A市人口（人） C保健福祉環境事務所　A市 Y駅の発着電車は，K行き快速列車が一時間に3本，朝は5本，特急列車は一時間に2本であった。N方面は，快速普通列車は一時間に2本，特急列車も一時間に2本であった。○○地区の交通状況は，○○交通バスが通っていたが，駅行きは，朝7時8時に1本ずつと，昼に13時～15時に1本ずつと，夕方18時に1本のみであった。駅から○○地区行きも同様の時間帯と本数であった。○○地区の食彩館の住民によると「Y駅のほうに行ったら，帰りのバスがなくて，子どもを連れて歩いて帰ったこともある。」とのことだった。	C保健福祉環境事務所でみると，1985年の197,998人をピークに年々減少傾向であった。2015年までの35年で約8,500人の人口減少がみられた。 一方で，A市は1980年度の61,838人から年々増加傾向にあった。この35年で約8,700人の人口が増加し，2015年は過去最高の70,586人となった。総人口の推移として，保健所管内では人口は減少しているものの，A市とB町は増加しており，自動車道の開通などによる交通の便の良さが関係しているのではないかと考える。 しかし，地区踏査をしてみると，同じA市でも駅周辺と○○地区では，人口や公共交通機関の利用のしやすさにも違いがあったことから，駅周辺のみ栄えており，同じ市の中でも人口の増減に格差があることが考えられる。

図9　地区情報のデータ分析抜粋（つづく）

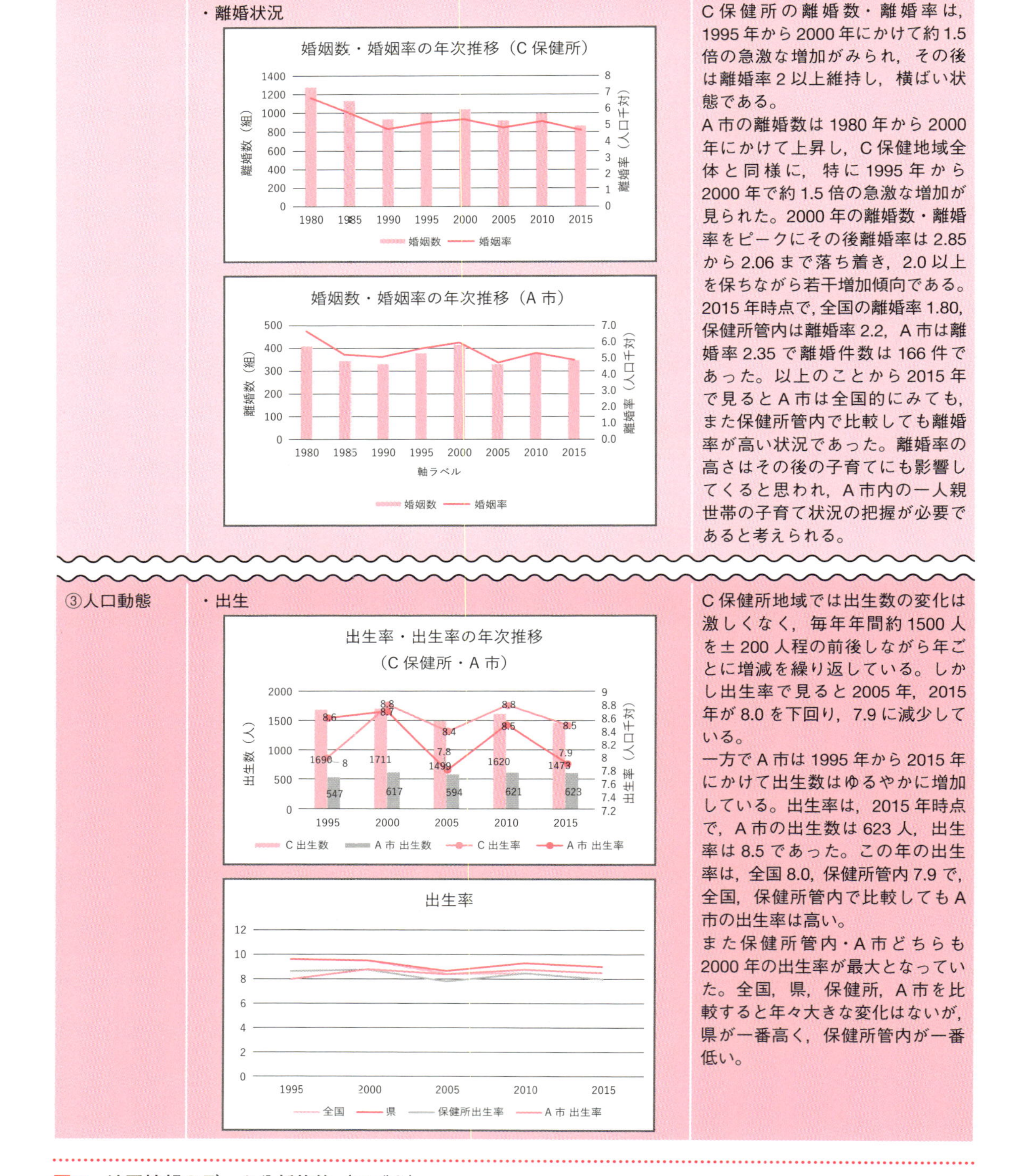

データの分類	要約（データ）	推論（読み取り）
	・離婚状況	C 保健所の離婚数・離婚率は，1995 年から 2000 年にかけて約 1.5 倍の急激な増加がみられ，その後は離婚率 2 以上維持し，横ばい状態である。 A 市の離婚数は 1980 年から 2000 年にかけて上昇し，C 保健地域全体と同様に，特に 1995 年から 2000 年で約 1.5 倍の急激な増加が見られた。2000 年の離婚数・離婚率をピークにその後離婚率は 2.85 から 2.06 まで落ち着き，2.0 以上を保ちながら若干増加傾向である。2015 年時点で，全国の離婚率 1.80，保健所管内は離婚率 2.2，A 市は離婚率 2.35 で離婚件数は 166 件であった。以上のことから 2015 年で見ると A 市は全国的にみても，また保健所管内で比較しても離婚率が高い状況であった。離婚率の高さはその後の子育てにも影響してくると思われ，A 市内の一人親世帯の子育て状況の把握が必要であると考えられる。
③人口動態	・出生	C 保健所地域では出生数の変化は激しくなく，毎年年間約 1500 人を± 200 人程の前後しながら年ごとに増減を繰り返している。しかし出生率で見ると 2005 年，2015 年が 8.0 を下回り，7.9 に減少している。 一方で A 市は 1995 年から 2015 年にかけて出生数はゆるやかに増加している。出生率は，2015 年時点で，A 市の出生数は 623 人，出生率は 8.5 であった。この年の出生率は，全国 8.0，保健所管内 7.9 で，全国，保健所管内で比較しても A 市の出生率は高い。 また保健所管内・A 市どちらも 2000 年の出生率が最大となっていた。全国，県，保健所，A 市を比較すると年々大きな変化はないが，県が一番高く，保健所管内が一番低い。

図９　地区情報のデータ分析抜粋（つづき）

データの分類	要約（データ）	推論（読み取り）
④健康指標	（下表参照）	死因別粗死亡率上位４つ（悪性新生物・心疾患・脳血管疾患・肺炎）のＣ地域とＡ市をH23 ～ H27で比べると，いずれもＡ市がＣ保健所管内を下回っている。しかしH27，Ａ市の悪性新生物の粗死亡率288，Ｃ保健所管内が282と，Ａ市が保健所管内の悪性新生物の粗死亡率を上回った。 ここでH27のＡ市の悪性新生物の年齢調整死亡率を県とＣ保健所管内と比較すると，Ａ市138，県129，Ｃ保健所管内130と一番高い値を示していた。またH27のSMRで全国と比較しても，Ａ市1.04と全国を上回る結果であった。以上のことから人口の年齢構成の差異を取り除いても，悪性新生物の死亡率が高いことが分かった。 しかしＡ市のみの死因別死亡数年次推移で見ると，悪性新生物による死亡者数はH27(209人)はH26(106人）より約２分の１程まで減少していた。このH26からH27にかけての急激な減少は，市で悪性新生物に対する何か対策がとられた背景があるのではないかと考え，今後調べる必要がある。

悪性新生物（年齢調整死亡率(人口10万対)）

	H23	H24	H25	H26	H27
県	138.3248	136.6076	133.2556	130.8726	129.8829
Ｃ保健所	137.34	118.792	178.8364	86.29284	130.9739
Ａ市	135.9789	127.703	193.7709	94.21919	138.2104

悪性新生物（SMR）

	H24	H25	H26	H27
全国	1	1	1	1
Ｃ保健所	0.904863	0.984731	0.933608	0.971897
Ａ市	0.969232	1.02194	0.928487	1.041687

データの分類	要約（データ）	推論（読み取り）
サブシステム ①物理的環境 ・地区踏査		
②保険医療 福祉サービス	病院は歯科が多く，新興住宅街には大きな産婦人科もあった。駅周辺で一番大きな病院は○○病院であった。診療科は，内科，呼吸器内科，消化器内科，循環器内科，放射線科，リハビリテーションがある。病院内には，デイケア訪問リハビリテーション，訪問看護ステーション，介護保険センター，デイサービスセンターが併設されていた。その他クリニックが△△町商店街に一カ所あった。病院前には，バス停はなく，駅前のバス停から徒歩で行く必要があった。また病院前に加え，周辺には有料パーキングが多くあった。	全国平均とＡ市の人口10万人あたり施設数を比較すると，Ａ市は全国平均を上回っている者が多いため，医療施設は充実していることが予測できる。

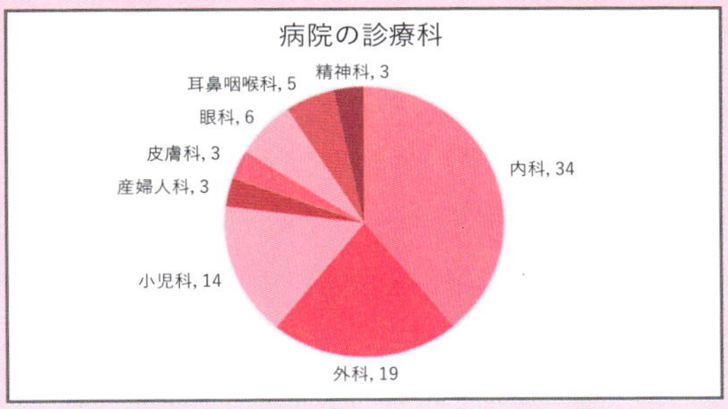

病院の診療科

内科, 34
外科, 19
小児科, 14
産婦人科, 3
皮膚科, 3
眼科, 6
耳鼻咽喉科, 5
精神科, 3

図９　地区情報のデータ分析抜粋（つづき）

<table>
<tr><th>データの分類</th><th>要約（データ）</th><th>推論（読み取り）</th></tr>
<tr><td></td><td>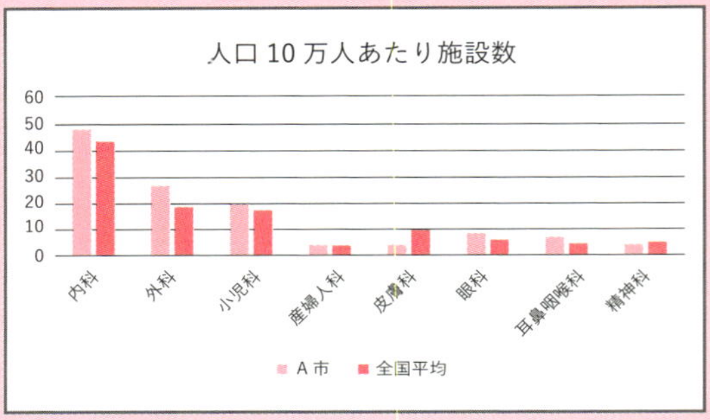
</td><td></td></tr>
<tr><td>③経済状況</td><td>商店街の店員によると，「駅前の商店街へのメイン通り（駅前通り）は２年前に道路拡張の計画が出ていてが，豪雨災害により，事業費用が〇〇地域の復興にまわったため，延期になり現在具体的計画日程は確定していない。しかし，道路拡張を見越して新しい居酒屋店舗は道路に面した位置より奥に建設されている」とのことだった。商店街内は，以前鮮魚店が多く立ち並んでいたようだが，現在は精肉店は数店舗あったが鮮魚店は全くなかった。
・産業別 15 歳以上就業者割合
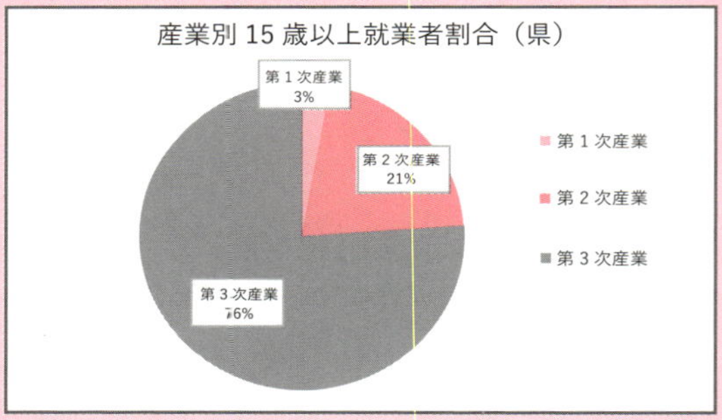

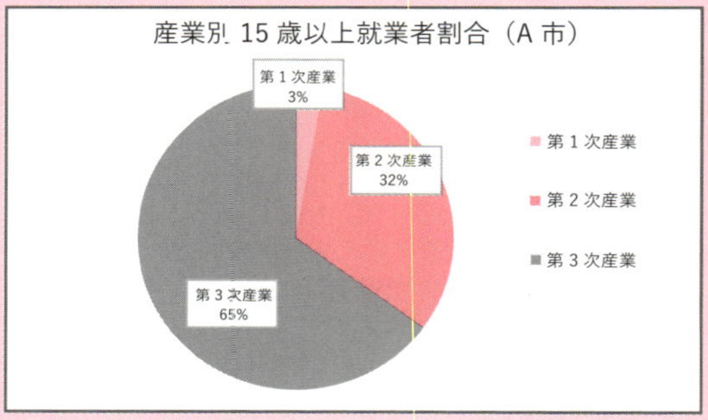
</td><td>全国の産業別 15 歳以上就業者は，第１産業が極端に少なく２次産業が約２，５割で第３次産業が７割でサービス業の比重が高い典型的な先進国型の産業別職業者割合である。県も概要としては全国状況と似ているが，全国と比較すると第３次産業が高く，第２次１次ともに全国より下回っている。
市町村別で見ると，A 市より南側の市町村は第１次産業が県と比較すると高い傾向にある。また第２次産業ではＣ保健所管轄地域全体的に県と比較しても高く，J 町以外は３割を上回っている。特にＤ町とＥ町に至っては４割近く第２次産業就業者の割合が高い。その背景には自動車産業が活発に行われていることが影響していると考える。
第３次産業は全国や県と比較したところＣ保健所管内全体的に低く，６割を切っているところが過半数を占めている。その中で A 市とＢ市，J 町のみ６割を上回っていた。</td></tr>
</table>

図９　地区情報のデータ分析抜粋（つづき）

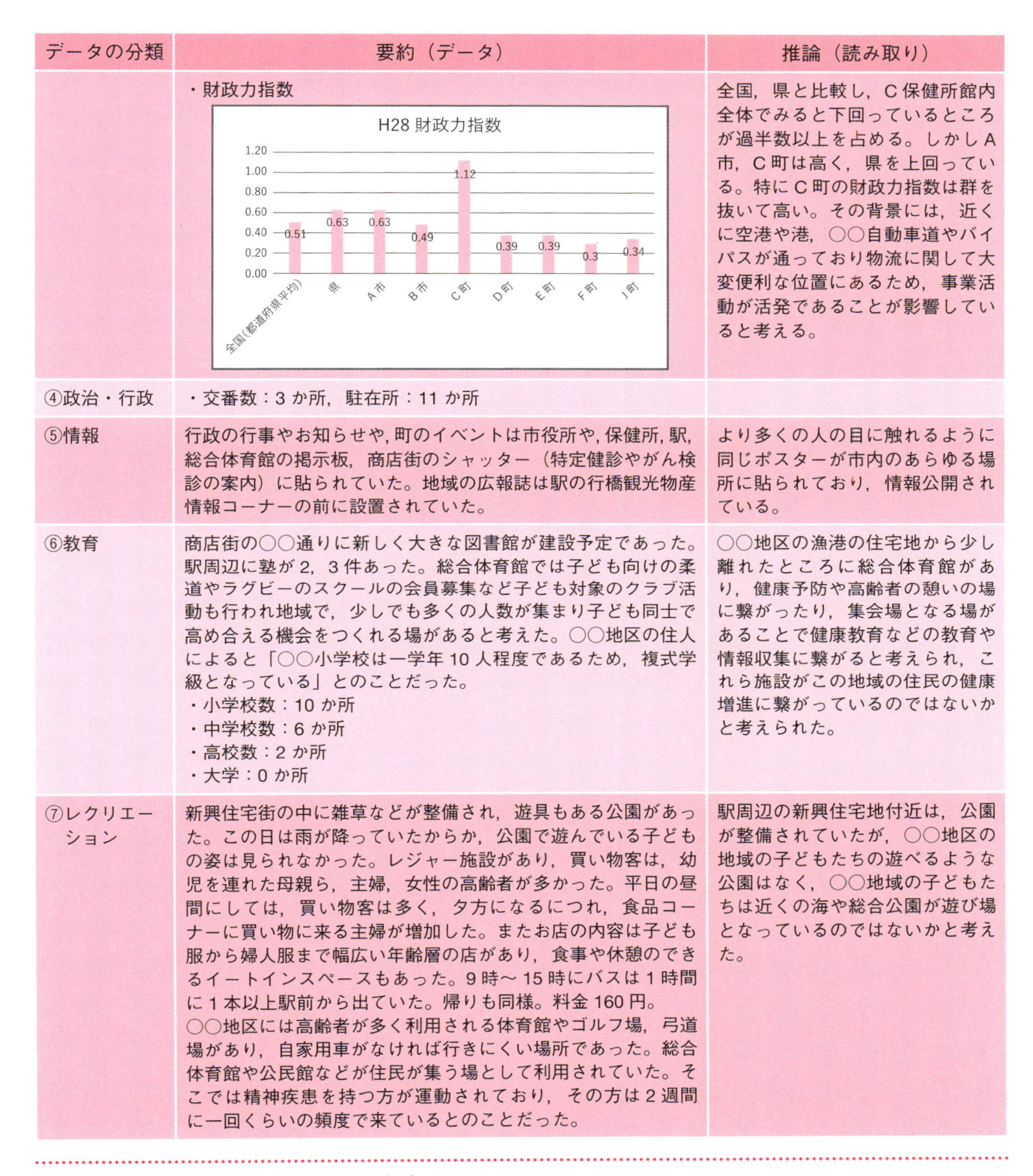

データの分類	要約（データ）	推論（読み取り）
	・財政力指数 H28 財政力指数 1.20 1.00 0.80 0.60 0.40 0.20 0.00 全国(都道府県平均) 0.51 / 県 0.63 / A市 0.63 / B市 0.49 / C町 1.12 / D町 0.39 / E町 0.39 / F町 0.3 / J町 0.34	全国，県と比較し，C保健所館内全体でみると下回っているところが過半数以上を占める。しかしA市，C町は高く，県を上回っている。特にC町の財政力指数は群を抜いて高い。その背景には，近くに空港や港，○○自動車道やバイパスが通っており物流に関して大変便利な位置にあるため，事業活動が活発であることが影響していると考える。
④政治・行政	・交番数：3か所，駐在所：11か所	
⑤情報	行政の行事やお知らせや，町のイベントは市役所や，保健所，駅，総合体育館の掲示板，商店街のシャッター（特定健診やがん検診の案内）に貼られていた。地域の広報誌は駅の行橋観光物産情報コーナーの前に設置されていた。	より多くの人の目に触れるように同じポスターが市内のあらゆる場所に貼られており，情報公開されている。
⑥教育	商店街の○○通りに新しく大きな図書館が建設予定であった。駅周辺に塾が2，3件あった。総合体育館では子ども向けの柔道やラグビーのスクールの会員募集など子ども対象のクラブ活動も行われ地域で，少しでも多くの人数が集まり子ども同士で高め合える機会をつくれる場があると考えた。○○地区の住人によると「○○小学校は一学年10人程度であるため，複式学級となっている」とのことだった。 ・小学校数：10か所 ・中学校数：6か所 ・高校数：2か所 ・大学：0か所	○○地区の漁港の住宅地から少し離れたところに総合体育館があり，健康予防や高齢者の憩いの場に繋がったり，集会場となる場があることで健康教育などの教育や情報収集に繋がると考えられ，これら施設がこの地域の住民の健康増進に繋がっているのではないかと考えられた。
⑦レクリエーション	新興住宅街の中に雑草などが整備され，遊具もある公園があった。この日は雨が降っていたからか，公園で遊んでいる子どもの姿は見られなかった。レジャー施設があり，買い物客は，幼児を連れた母親ら，主婦，女性の高齢者が多かった。平日の昼間にしては，買い物客は多く，夕方になるにつれ，食品コーナーに買い物に来る主婦が増加した。またお店の内容は子ども服から婦人服まで幅広い年齢層の店があり，食事や休憩のできるイートインスペースもあった。9時～15時にバスは1時間に1本以上駅前から出ていた。帰りも同様。料金160円。 ○○地区には高齢者が多く利用される体育館やゴルフ場，弓道場があり，自家用車がなければ行きにくい場所であった。総合体育館や公民館などが住民が集う場として利用されていた。そこでは精神疾患を持つ方が運動されており，その方は2週間に一回くらいの頻度で来ているとのことだった。	駅周辺の新興住宅地付近は，公園が整備されていたが，○○地区の地域の子どもたちの遊べるような公園はなく，○○地域の子どもたちは近くの海や総合公園が遊び場となっているのではないかと考えた。

図9　地区情報のデータ分析抜粋（つづき）

データの分類	要約（データ）	推論（読み取り）
地域の特徴 ・A 市と B 町のみ人口が増加しており，他の市町村は年々減少しており，保健所管内全体で見ても人口は減少している。A 市と B 町の人口が増加しているのは，自動車道が開通していることや空港の開港により，交通の便が良いことが関係している。 ・同じ A 市でも駅周辺と○○地区では，人口や公共交通機関の利用のしやすさにも違いがあったことから，駅周辺のみ栄えており，同じ市の中でも格差がある。 ・K 市や N 市のベッドタウンであるため，転勤などの一時的な転入・転出もあるため，転入数や転出数が多い。 ・人口 10 万対の医療施設数が全国平均と比較して A 市は多い。 ・B 町は近くに空港があることや自動車道が開通していることからも飛行機や船を利用した物の移動に適した場所にある。特に自動車産業やセメント工場が盛んであるため，財政力指数が 1, 12 と非常に高い。		

図 9　地区情報のデータ分析抜粋（つづき）

5. 評価

地域診断では，市町村または保健所が管轄する 2 次医療圏を 1 つの単位として捉える。地域の基本構造は大きく地域のコア（人口構成，家族と人々，労働と人々，文化と人々）とサブシステム（物理的環境，経済，政治と行政，教育，交通と安全，コミュニケーション・情報，レクリエーション，保健医療と社会福祉）に大別される。まずはこれらのデータを収集し分類する。そしてこれらのデータについて事実から見えてくることを要約する。また，これらのデータを他の地域やより大きな範囲のデータと比較する事で見えてくる潜在的，顕在化した健康問題を推論し地域の健康課題を明らかにしていく。

これらの一連の地域診断の評価は下記の様な項目で情報分析のプロセスに沿って行う事が出来る。

- 地域診断に必要な情報項目を挙げる事が出来たか。
- 適切な情報収集の手段を選択出来たか。
- 可能な範囲で過不足なく収集出来たか。
- 集めた情報を適切に分類することが出来たか。
- 集めた情報を整理し，年次推移や近隣市町村のデータと比較できるよう表やグラフを作成することが出来たか。
- 作成した表やグラフからその数値やデータが示している事実を読み取ることが出来たか。
- データの年次推移や近隣地域との比較によって当該地域の特徴は何か，健康上の問題が起こりうると予測できる事はないかを検討することが出来たか。
- 集めたデータから多面的な観点で検討し，客観的事実に基づく健康課題を検討することが出来たか。

6. 演習後の展開

演習で実習地域の情報を収集し健康課題を推察した上で実習に臨み，健康課題に対してどのような対策（保健事業計画や保健事業，保健師活動）が行われているのかを考察する。また，地域診断の演習では十分に情報が得られなかったデータや地域の人々の生活の様子について，どのような情報収集を行いたいかを検討した上で実習に臨むことにより，より正確な地域の人々の健康状態や生活実態を把握することにつながる。

5章 演習から実習の展開

1. 演習から実習への展開方法

実際の公衆衛生看護の実践現場では，地域の健康課題を踏まえた保健活動が実施されている。統計情報等に加え保健事業や保健活動を通して新たに健康課題が把握され，それらがまた次の活動へと反映される。PDCAサイクルの過程で地域の情報収集と分析が行われる。

主な情報源として，行政への申請書や妊娠届や出生届等の届出書類，感染症サーベイランス事業のデータ，特定健診や乳幼児健診の結果等は広く活用されている。また，連絡会議の記録や健康教育の実施記録，訪問記録，相談記録も保健活動の実績であると同時に重要な情報源である。記載内容の文脈を読み取り類似している内容を項目として抽出する形で質的に分析することで地域のニーズが見えてくる。活動実績や調査結果をまとめ学会発表し，報告書を作成することは，地域の実態から健康課題の解決を考察することで，成果物そのものも重要な情報として蓄積される。

地域診断でこれらの情報を活用するためには，意図的に情報を選び出し，加工する力が必要である。また，既存資料にない情報が必要な時には，調査項目を立て情報収集や分析方法を検討し，独自に調査を企画実施する力が必要になり，研究能力も重要になる。

演習では，主にインターネットで収集できる統計情報と，地区踏査による観察情報を併せて地域の特徴を全体的に捉え，その上で母子保健や高齢者保健，成人保健等の観点から健康課題を検討することはできる。しかし，実際の保健事業や保健活動を通した情報の収集・分析から，健康課題解決に結びつけることは次の実習での体験につながる。実習先の協力を得て，演習での地域診断をもとに実習での学習へと展開することができた4つの事例を紹介する。

2. 特定のテーマの健康課題の把握を中心に据えた1週間の実習の活動例

1）結核統計と結核患者の事例

(1) 目的（実習の意図）

結核統計における保健所管内の特徴と現実の患者家族が抱える問題を照らし合わせ，統計上の数値が意味する地域の健康問題の実態を理解する。

(2) 実習指導者と課題の共有（事前準備及び打ち合わせ）

- 定期外検診と結核審査会が実習計画に含まれることから，実習テーマを「結核対策」にした。
- 保健所管内は高齢者割合が高く，新登録中 65 歳以上割合も高いことから，高齢の結核患者の健康課題の理解を深めるために，定期外検診を受診した高齢夫婦の経過の説明と，管理検診時の相談状況の解説を実習指導者に依頼した。

(3) 方法：使用したデータ，データの加工方法，分析方法

- 県の結核統計年報：結核管理図の情報（蔓延状況，潜在性結核，患者背景，患者発見，診断の状況，治療状況，患者情報管理等）
  全国，県，保健所のデータを年次推移で一覧にまとめて比較し，保健所管内の特徴を確認した。
- 定期外検診の相談場面での話の聞き取りと保健師の解説
- 定期外検診の受診者の結核患者管理票
  治療経過と支援について情報収集し，登録から現在までの経過を時系列で記載した。

(4) 結果

- 統計情報から保健所管内は，罹患率，新登録中 65 歳以上割合，新登録肺結核中菌陽性割合，年末活動性全結核中２年以上治療割合，前年登録喀痰塗抹陽性肺結核初回治療コホート死亡割合，年末活動性全結核中生活保護等が高めに推移していた。
- 定期外検診受診者の高齢夫婦は，通院治療から入院治療となったことに大きなショックを受けていた。結核の入院治療は心身共に負担が大きく，治療終了は大きな喜びであったこと，治療により身体機能が低下したため保健師が介護保険認定申請の支援を行ったことを把握した。

(5) 抽出された課題と考察

①抽出された課題

- 保健所管内は高齢化率，高齢者世帯割合，生活保護率が高いことから，新規登録患者の高齢者割合と年末活動性全結核中生活保護の割合の高さとの関連が考えられた。新登録肺結核患者の菌陽性割合の高さ，年末活動性全結核患者の２年以上治療割合の高さ，前年登録喀痰塗抹陽性肺結核初回治療コホート死亡割合の高さは，診断時には結核が重症化していること，治療の長期化が問題として考えられた。症状が出にくい高齢者の結核の早期発見と確実な服薬支援の重要性が考えられた。
- 個別事例からは，結核の発病は高齢者にとって大きなショックであり精神的な支援が重要であること，高齢者にとって通院や入院自体が負担であること，加齢に伴う介護予防や生活の支援も重要となることが実態として把握できた。

②考察

この実習では，実習前に新規登録の高齢者割合の高さは把握していたが，接触者検診で高齢夫婦に接し，高齢者の結核治療の課題やニーズを考察することができた。しかし，統

計情報の分析と相談場面に同席するだけでは，「治療が終了してよかった」という患者の言葉の重みは理解できなかった。治療経過を時系列で記載することで，結核が蔓延していた時代を生きてきた高齢者にとって結核は特別な疾患であり，結核治療が大きな負担であることが認識できたと考える。また，看護職として結核治療だけでなく介護予防や生活全般を視野に入れた支援ニーズを捉える必要性も，保健師の支援経過を聞くことで理解できたと考える。

2）低出生体重児の出生割合と乳児全戸訪問記録

(1) 目的（実習の意図）

人口動態統計で把握した町の低出生体重児の現状と，訪問記録から把握できる情報を照らし合わせ、低出生体重児の関連要因について検討する。

(2) 実習指導者と課題の共有（事前準備及び打ち合わせ）

- 事前の打ち合わせで，低出生体重児の割合が高いことを学生が演習で把握したことを保健師に報告した。実習指導者は小規模自治体で長年活動してきたベテラン保健師であり，自治体内のほぼ全数の母子を把握していた。低出生体重児と喫煙者や３食食事を摂取していない妊婦が多いことの関連が気になっていたことから，実習テーマを「母子保健」とした。
- 保健師に１年間の全戸訪問記録の閲覧を依頼し，情報整理の様式を作成して情報収集して低出生体重児の実態を把握することにした。曖昧な情報は，可能な範囲で補足説明を依頼した。

(3) 方法：使用したデータ，データの加工方法，分析方法

- 人口動態統計から出生数，低出生体重児数，出生に対する低出生体重児の割合を収集した。
  経年データを全国，県，保健所，町で比較した。
- 直近１年間の町の乳児全戸訪問記録から情報収集し，エクセルに入力した。
  基本情報：母親年齢・母親職業・パートナーの有無・経済状況・支援者
  　　　　　出生順位・在胎週数・児の出生時の状況（体重・身長・頭囲・胸囲）
  妊娠期の状況：妊娠中の母親の異常・疾患・体重増加量
  　　　　　　　母親の生活状況（食事・睡眠・喫煙・アルコールなど）
  　　　　　　　健診受診回数と異常の有無
  分娩時の状況：分娩形式・母体の異常・出血量・児の異常・アプガースコア・胎児数
  児の状況：１か月児健診・体重増加/日・異常の有無・３か月児健診
  訪問時の状況：母親の生活状況（食事，仕事など）・相談内容・児の体重増加/日・異常の有無
  全戸訪問後の事後指導の有無
- 分析は，出生時の体重を 2,500 g 未満，2,500 g 以上全国平均未満，全国平均以上 4,000 g 未満，4,000 g 以上の４つに分類し，割合を比較した。

比較項目は，事後の対応の有無，母親年齢，母親職業，パートナー，出生順位，在胎週数，母親の喫煙，母親の１日の食事回数，妊娠中の体重増加，非妊時体重，出産前体重，妊娠中の母親の異常，妊娠中の母親の疾患，分娩の異常の有無，児の異常と児の体重増加/日（1か月頃）であった。

(4) 結果

- 全体の7.8%が低体重児で，それらの80%で再訪問等事後フォローを実施していた。
- 低出生体重児の母親の80%は喫煙歴があり，１日の食事回数が３回の者は40%，１回・1～２回の者が20%いた。
- 低出生体重児の母親は，妊娠中の体重増加が7 kg未満の者は40%で，非妊時の体重が40 kg台またはそれ以下の者は60%であった。
- 低出生体重児の母親は，妊娠中に異常ありの者が80%で，児が平均体重以下は尿たんぱくと高血圧が多く，平均体重以上は高血圧と貧血が多かった。自然分娩ではない者が80%であった。

(5) 抽出された課題と考察

①抽出された課題

- 単年度のデータからは低出生体重児の出生率が高いとは言えなかった。しかし，低出生体重児の母親はそれ以外の母親に比べて喫煙歴のある者が多く，食事回数の少ない者が多かった。非妊時の体重が少ない者，妊娠による体重増加の少ない者も多かった。妊娠前から基本的な生活習慣に課題があることが伺えた。
- 既存の家庭訪問記録からのデータを収集したため，記載内容の正確さには限界があり，さらに食事や喫煙等の生活状況や体重増加に対する妊婦の認識等情報収集し，課題を明らかにする必要性が考えられた。

②考察

- 実習前に自治体の特徴として，全国や県と比べて生活保護率が高いこと，低出生体重児の出生割合や人工死産率は高めであること，乳幼児健診受診率は保健所管内平均が全国・県を下回る中で全国・県とほぼ同率を維持していることを把握していた。実習では，保健師から低出生体重児の母親は喫煙者や食事に問題がある者が多いという説明を受け，乳幼児健診や子育てサロンに参加して，母親の喫煙や食事の状況，育児に対する気持ちを把握した。また，保健師が全員の家庭訪問を実施しており，細やかな個別支援や他機関との連携を行っていることを理解した。全戸訪問の記録から情報収集し，整理することによって，実習で体験した地域の実態とデータと一致することを確認し，その現状を改善するために保健師が活動していることを関連づけて理解することにつながったと考える。

3) 自殺防止対策事業アンケート

(1) 目的（実習の意図）

自殺防止対策事業で実施されたアンケート結果から事業の意義を考察するとともに，参加者の実態と自殺防止対策における地域の課題を考察する。

(2) 実習指導者と課題の共有（事前準備及び打ち合わせ）

- 主の実習担当者が３年間自殺防止対策事業を担当していたことから，実習テーマを「自殺予防対策」にした。
- 事業実施アンケートを実施しており単年度集計のみであったものを３年分集約し，傾向を把握することにした。事業概要と３年間の実施状況の説明，事業での配布資料及び入力されたアンケートデータの提供を依頼した。

(3) 方法：使用したデータ，データの加工方法，分析方法

- 自殺防止対策事業（ゲートキーパー研修）の概要

  テーマ：自傷行為をする友人への関わり方

  対　象：保健所管内の大学の１年生

  場　所：保健所管内の大学

  主な内容：自殺対策に関する研究者の講話，大学院生の劇，大学内及び保健所の相談機関の紹介
- アンケートの概要

  性別，年齢，研修は参考になったか（講話，劇），自傷行為に気づいた経験とその時の対応

  研修受講後できそうなこととその内容，相談機関がわかったか，若年層の死亡原因と自殺原因，自殺予防の効果的な啓発方法，感想（自由記載）
- データの加工及び分析

年度ごと及び３年間のアンケート結果を集計し，年度ごとの実施内容に照らし合わせて年度ごとの相違を検討する。自由記載は，類似する内容をカテゴリ化して質的機能的に分析した。

(4) 結果

- アンケートの回答者は女性62％，男性38％で，各年の回答の割合に大きな差はみられなかった。
- 講話も劇も参考になったと答えた者は90％以上であった。
- 自傷行為に気づいたことがある者は全体の23％であり，そのうち約６割が相談に乗ったり話を聞いたりしていた。
- 今できそうなことがあると答えた者は約９割であり，その具体的な方法で最も多かったのは，「話を聞く」が約８割であった。
- 相談機関がわかったと回答した者は全体の約９割あった。
- 若年層の死亡原因は自殺と回答した者が約８割であり，自殺の原因は，学校問題が約５割，家庭問題約３割，経済・生活問題約２割の順に多かった。
- 効果的な自殺予防の啓発方法は，相談窓口の周知約３割，テレビCM約２割，SNS約２割，インターネット及び講演会は各々約10％であった。

- 自由記載は，講話・ロールプレイがわかりやすかったこと，自傷行為について理解や認識が深まったこと等が記載されていた。今後の対応について，研修で学んだような対応に心がけたいことが記載されていたが，相談窓口の紹介についての記載はみられなかった。

(5) 考察

- 実習前に地域の自殺の死亡率，SMR，年齢階級別の死亡者数を調べ，若い世代の死亡者数が少なくないことを把握していた。その上でアンケート集計，自由記載のまとめ，研修受講後の大学生の自傷行為やその対応についての認識の変化を把握した。保健所実習では，自殺防止の取り組みについて説明を受け，閉じこもり事例の検討会にも参加し，保健所の自殺防止を含むメンタルヘルス対策について学習した。さらに自治体での実習では，役所内の自殺対策検討会議に出席した。これらの活動を通して，自殺防止が重要な健康課題であり対策が模索されていることを理解できたと考える。
- また，事業のアンケートを集計し，事業の評価をしつつ参加者の認識から健康課題について検討することができたと考える。

4) ひきこもり

(1) 目的（実習の意図）

ひきこもり相談会の実績から，ひきこもりに至る背景やひきこもり当事者・家族の抱える問題の把握を試みる。そして保健統計から抽出した保健所管内の特徴と照らし合わせ，地域精神保健における健康課題の実態を理解する。

(2) 実習指導者と課題の共有（事前準備及び打ち合わせ）

- ひきこもり相談会及び自殺対策普及啓発事業が実習計画に含まれていることから，実習テーマを「精神保健」とした。
- 実習前の演習において，保健所管内は全国，県と比較して自殺による死亡率が高く，精神科病床数も多いことを把握していた。また，ひきこもり相談会は実習施設となる保健所においてひきこもりの相談窓口があり、相談会開始の経緯及び相談内容の実績を整理することを通して，保健所管内のひきこもりの健康課題について把握することとした。

(3) 方法：使用したデータ，データの加工方法，分析方法

- 保健統計データから，自殺による死亡率，年代別死亡者数，精神科病院・病床数，財政力指数，生活保護率を収集した。経年データを全国，県，保健所管内，市で比較した。
- 過去5年間の市のひきこもり相談会の実績から下記情報収集し，エクセルに入力，割合を出した。
  ひきこもり当事者について：性別，年齢，ひきこもりの開始年齢，ひきこもり期間，精神科受診の有無，ひきこもりの状態
  ひきこもり相談者について：続柄，相談経路，主訴，今後の方針
- 分析は，相談者の主訴を当事者の年齢，性別，ひきこもり開始年齢，ひきこもり期間，

相談者の続柄別に集計，比較した。また，当事者の年代別にひきこもりの状況について分類し，比較した。

（4）結果

- ひきこもり当事者の8割が男性であり，10代が40％超，次いで20代が約30％と若年層のひきこもりが全体の7割を占めていた。
- 相談来所時のひきこもり期間は，1年未満と10年以上が多かった。
- ひきこもり当事者の精神科受診歴は，あり4割であり，なしの方が多く，受診を中断している者もいた。
  精神疾患の診断名がついている事例は，10代，20代の順に多かった。
- ひきこもり相談者は母親が最も多く，両親は約1割であった。
- ひきこもり相談者の相談経路は，30％が紹介での相談に至っており，次いで広報で2割，保健所職員による相談2割であった。
- ひきこもり相談者の主訴は，どの年代の当事者においても「本人への接し方について知りたい」が最も多く，ひきこもり開始年齢が10代である場合も同様であった。
- ひきこもり期間はその長短に関わらず，「本人への接し方について知りたい」という主訴が最も多かった。
- 10代のひきこもり当事者の特徴として，不登校が挙げられているが，その年数近くが不登校であっても，友人宅やアルバイト，自動車学校など対人関係のある場所や博物館，公園などの利用自由な場所へ外出していた。また，スマートフォンへの依存の事例もあった。
- 10代のひきこもりの特徴と同様に，アルバイトや通信学校など対人関係のある場所や，スーパー，コンビニなど利用可能な場所への外出が見られたが，友人宅に外出している事例はなかった。
- 30代のひきこもりの特徴として，就労支援センターなどへ出向き，雇用を求めて外出する事例がみられた。また，30代では外出しない事例が他の年代と比較して多く，母への暴力や自室以外の外出がない事例もあった。
- 40代では30代と同様に自室以外の外出がない事例とともに，対人関係のある場所への外出がなく，利用可能な場所への外出のみと行動範囲が10代～30代よりも狭くなっていた。
- 50代の事例もあったが，外出している事例はなかった。
- 今後の方針から，ひきこもりの支援として，母親や父親による当事者への接し方の変容や，母親が感情を当事者へ伝えるようにしていくことなど，家族支援が多く行われていた。また，当事者への対応として，当事者の達成可能な目標設定や，家庭内でのルール作りなどを行うことにより当事者が変わるきっかけづくりの支援がなされていた。

（5）抽出された課題と考察

①抽出された課題

- ひきこもり当事者は10代，20代の若年層が約7割を占め，10代では「不登校」が特徴であった。思春期の特性からも，学校生活や家庭環境における失敗の経験が，たとえ些細なものであっても強い挫折感となり自己にひきこもる大きな要因となると考えられる。さらに，思春期からのひきこもりは年齢相応の社会経験を積む機会を失うことにもつながり，その後の就労，社会参加の機会を失うことにも繋がりかねないと考えられた。

- ひきこもり相談者は母親が多く，支援内容の多くに母親による当事者への接し方が含まれていた。このことから，ひきこもりの要因のひとつに家族の機能不全が考えられ，特に母親とひきこもり当事者の間に過保護・過干渉という関係性があると予測された。このことは，ひきこもりのさらなる長期化を招くことに繋がり，ひきこもりが深刻化していく。ひいては当事者，家族が精神疾患を発症するなど健康被害も現れる可能性がある。そのため，当事者のみならず家族を含めたアセスメント，家族全体の支援の必要性が考えられた。

②考察

実習前の演習において，保健所管内の統計データから主に健康課題を考えて臨んだ。加えて，実施にあたってひきこもり相談会の場に同席し，ひきこもり当事者，家族の姿や支援の現場を実際に立ち会うことそして相談結果の質的なデータを整理することで，数的データが表す対象者の生活の様相や，データの背景にあるひきこもり当事者，家族の過ごしてきた時間や苦悩に目を向け，健康課題を考察することができていくと考える。また，乳幼児期からの家庭環境や親子関係の問題が，思春期からのひきこもりやひいては二次的な精神疾患の発症として現れることも考えられ，この実習の後に続く市町村実習における母子保健活動の重要性を確認でき，その健康課題へも繋げることができると考える。

6章 高齢者支援技術

1. 健康な高齢者と保健活動

60歳以上の高齢者は，日ごろから「休養や睡眠時間を十分とる」ことに注意している者が約6割，次いで「規則正しい生活を送る」，「栄養のバランスの取れた食事をする」が約5割，「散歩や運動」，「気持ちをなるべく明るく持つ」が約4割，さらには健康診査などを定期的に受けるとしているが約4割弱と半数前後の人々は健康に心がけている。

1）介護予防

高齢者が住み慣れた地域において自立した日常生活を営むためには，要介護状態になる原因を予防することが重要である。そのためには，生活習慣や閉じこもり，体力の低下等を予防する健康的な生活習慣を普及・定着する取り組みが必要である。

まずは，要介護の主要因のひとつである骨折・転倒を予防するために，住宅のバリアフリーの工夫等室内での転倒予防に関する指導が必要である。地域における介護予防事業として，保健師，理学療法士，作業療法士，言語聴覚士等が協働して，高齢者筋力向上のためのトレーニングや転倒予防教室等のIADL（日常生活関連動作）訓練に関する事業等を実施している。また，認知症など要介護状態を引き起こす原因疾患の第1位である脳血管疾患は，高血圧，糖尿病，脂質異常症，肥満などの生活習慣病を予防し，発症を防ぐ必要がある。このため，食事，運動，禁煙等の生活習慣改善に向けた保健指導を行うことが重要である。

また，認知症予防のためには，すべての高齢者を対象にしたポピュレーション・アプローチ，つまり元気な高齢者を対象とした一次予防が重要であるとし，地域において，高齢者が楽しみながら行う「生きがい型」，認知症予防に特化した「目的型」，認知機能訓練である「訓練型」で予防活動を展開している。また，要支援・要介護になるおそれのある高齢者を対象とした二次予防，つまり，ハイリスク・アプローチは，保健師・看護師等など多様な情報源から軽度認知障害などの可能性のある者を把握し，早期発見に努め，具体的に，その個々人にあわせた運動器の機能向上，栄養改善，口腔機能の向上，認知機能改善等へのアプローチを行っていることが必要である。

2）地域環境に対応した健康づくり

高齢者が住み慣れた地域で暮らし続けるためには，安全・安心な生活の確保と社会参加により，バリアフリー環境の整備に向けたまちづくりが必要である。保健師は，地域に活動する様々な専門職と協働し，高齢者の健康を支援するための施策化に参画していくことが必要である。長い年月，高齢者が自らの人生のキャリアを活かし，人々との交流を大切にして過ごせることができるよう，地域住民が相互に支えあう地域社会を実現すること，つまり，地域で自らが培った様々な力を発揮する場の提供が必要である。地域住民同士の仲間づくりを目的に，高齢者が自らの思い出を語ったり，高齢者のこれまでの経験を活かせるような事業展開や世代間の交流を目的にした子育て支援事業への参画なども行われるようになってきている。保健師は，健康な高齢者に対し，安心して自立した生活を継続できるよう，地域とつなげ自らの能力や才能を発揮できるよう支援することが大切である。

3）保健指導とは

保健指導についての概念は，時代や社会の変遷とともに変化してきた。
その概略は次のとおりである。

1941（昭和 16）年	保健婦規則「保健婦の名称を使用し疾病予防の指導，母性又は乳幼児の保健衛生指導，傷病者の療養補導その他日常生活上必要なる保健衛生指導の業務を成す者。」
1946（昭和 21）年	保健婦規則の解説書において保健指導の内容が詳細に示されている。「保健婦は，個人あるいは集団を対象として保健生活に対する理解と満足を会得せしめることをもって業務遂行の第一歩とし，究極的には個人の保健生活の実践の民族的意義を自覚せしむることを持って目標とする者であるという事ができるであろう。即ち，疾病の予防，健康の増進，異常障害の矯正，生活習慣の整備，疾病の看護等を通じて民族衛生に寄与するのである。之れ保健婦の業務の実質的内容である」
1947（昭和 22）年	保健所法改正　公衆衛生看護業務が保健所業務の中に位置づけられる。結核，性病，伝染病，母子の保健指導，在宅の患者に対する家庭看護など，臨床看護活動と予防的活動を行う。
1948（昭和 23）年	保健婦助産婦看護婦法　「保健婦は保健指導を業とする」と明示。ただし，その保健指導の内容については記述なし。保健指導について，明確な概念を規定した文献は少ない。しかし，いくつか記述されており，医師は診断・治療という医師としての独自の機能を根底に，医学的側面を主とした保健指導を行い，保健婦は生活全般に結びついた健康の支援・援助という機能をもとにして問題の把握に努め，医師の指示を単に伝達するということではなく，指示が効果的に実施されるように配慮し健康生活への支援を行う。保健指導の定義は，保健婦規則は現在の保健師看護師助産師法につながり，第 2 条において「保健師」とは，「保健師の名称を用いて，保健指導に従事することを業とする者をいう」と規定されている。

保健指導とは，個人・家族，小集団に対して，保健師が直接に働きかけて提供する対人援助技術の総称をいう。すなわち，看護ケアと教育機能と相談機能を重層的に活用する看

護専門技術を基本に据え，公衆衛生学的接近術の特性（先見的，予防的，公共的，先導的）を有し，ソーシャルワーク・心理学・社会学・医学・教育学などの学際的な援助技術を応用した，直接的対人援助に用いる公衆衛生看護技術の総称である。保健指導の意味は「教育や相談だけでなく，公衆衛生看護技術を総合したもの」という説明が，保健師として一番納得のいくものであろう。近年は，地域包括ケアシステム構築の流れのなかで，地域のケアシステムの構築や，各種の保健医療福祉計画の策定・実施が特に求められるようになってきている。

4）保健指導の目的

保健指導の目的は，変化する時代・社会構造・文化の影響や変貌する健康課題によって進化している。現代の保健指導の対象者は，個人・家族，小集団に属する人々そして，健康課題を解決するための支援者となりえる組織を対象とする。基本的には個別（個人・家族）と小集団に分けられるが，その中身は極めて多様であり，様々な階層やレベルを含んでいる。したがって保健指導を利用する（または受ける）動機や立場，理解度や咀嚼力は，人・グループそれぞれである。地域の健康課題を認識し，その維持・向上・改善・問題解決に主体的に取り組み，人々が本来有している力を発揮できるように支援することである。

5）保健指導の分類

保健指導を受ける対象の分類によって，個別指導と集団指導に大別される。個別指導は個人・家族に対してなされる援助であり，個別支援またはケースワークとも表現される。集団指導は，小集団に対してなされる援助であり，グループ支援またはグループワークとも表現される。ここでは，個別指導（ケースワーク）と集団指導（グループワーク）の用語を用いる。

6）保健指導の事前準備・技術

対象一人ひとりを幅広くかつ深く理解するには，その人に関する情報を多くインプットすることが必要であるが，最初から自分に関する情報を，保健師に開示したり，それとなくサインの形で出す人はそう多くはない。対象が潜在的・顕在的に抱えたり，解決したいと思っている問題は必ずしも保健に関する事柄だけではない。

潜在ニーズの把握と予測が重要であり，人間に対する幅広くかつ深い理解から，問題の潜在化傾向とその特徴を認識しておく。また，特定の問題がよく見えるメガネ（理論）をもつことができると，現象をその理論と照らし合わせアセスメントを深めることができる。

7）保健指導の特色

（1）個別指導の目的

健康問題を抱えた個人およびその家族が自分たちの課題を認識し，その解決あるいは改善・向上への対処を自己決定し，適切な方法を選択し，健康回復・健康維持・自分らしさを獲得し，健康的で安心でかつ自立した暮らしを享受できるように支援することが，個別指導の最終目的となる。最も実現可能な目的は，対象者の健康的な側面に働きかけ，その人のもつ潜在的な力を引き出し，その人の自己決定が少しでも果されるよう支援していくことである。

(2) 集団指導の目的

集団指導とは，個々人が自らの健康状態を自覚して，健康実現を図ることができる能力を身につけるための「学習」を支援する営みである。集団指導である健康教育の最終的な目標は，健康実現に関する能力を身につけて，主体的に生き続けようとする主体の形成である。

2. 高齢者像の把握

1) 高齢者のヘルスアセスメント

(1) 高齢者の発達段階と発達課題

人は乳幼児期から自分以外の人々や社会との関わりを持ちながら，様々な経験を積み重ねていく。高齢者の健康行動や健康習慣は，長年に渡る人や社会との関わりや経験に基づく考え方や行動と結びついている。そのため，高齢者の健康状態を理解しアセスメントする際，高齢者の身体状況はもちろん，心理社会的発達や発達課題を理解することが不可欠となる。

エリクソンは，人間はつねに社会との相互的な関わりあいの中で総合的に発達していく存在と捉え，ライフサイクルを8段階に区分し，その各段階において解決しなければならない固有の発達課題とその課題と対立する危機をあげている。

老年期になると，個人差はあるものの，身体機能の低下や社会的役割の変化，抑鬱などを経験する。例えば，身体機能の低下では，今まで簡単にできていた立ち上がりや歩くという行動も，「ひざの痛みで動きづらい」，「長く歩くと疲れる」など感じるようになる。社会的役割では，職場や家庭で頼られる存在であった成人期と比較し，退職によって社会的役割を失い，家庭では労わられる存在となるなどの役割変化を感じる。また，精神的には，親・兄弟や親しかった友人などの死に直面することも増え，大きな悲しみや喪失感を経験するとともに自分自身も人生の終盤に向かっていることを意識せざるを得ない。このように喪失感を伴う変化を感じながらもこれまでの人生を振り返り，「持病もあるが何とか人の手を借りずに生活できている」とか「苦労はたくさんあったが，子ども達も自立して今はのんびり孫の成長を楽しみに生活している」，「一生懸命働いてきたから贅沢しなければ生活できる」など自分の人生に対して肯定的な統合ができるとことが発達課題となる。この課題解決に失敗すると絶望を経験する。高齢者は様々なライフイベントの中で，肯定的統合と絶望を経験しながらも，これまで生きてきた人生を振り返り肯定的に評価しながら，高齢者が望む生活や姿が実現していけるよう支援していく必要がある。

2) 高齢者の健康課題

(1) 転倒・骨折

わが国の高齢者の要介護要因は，「脳血管疾患」が21.5%，次いで，「認知症」15.3%，「高齢による衰弱」13.7％，「関節疾患」10.9％，「転倒・骨折」10.2％となっている。また，男性（7.0％）よりも女性（11.7％）のほうが転倒骨折により要介護状態となる人の割合が高い（厚生労働省「国民生活基礎調査」平成22年）。また，高齢者の１年間の転倒発生率は欧米の30～40％と比較すると低いものの，わが国においても年間10％～20％の高齢者が転倒していることが報告されており，１年間で少なくとも10人に１人以上の高齢者が転倒を経験している。

高齢者の転倒は，最悪の場合死に至るほか，股関節骨折などの重大な傷害につながることも多い。年間の転倒・転落による死亡者数は7,000人を越え，そのうち高齢者は88.2％を占める。また，高齢者の転倒・転落による死亡者数は交通事故による死亡者数の2.3倍にのぼる（人口動態調査　2016年）。たとえ，死亡や重大な傷害を免れた場合でも，転倒による怪我で痛みが生じ生活や活動に支障をきたし，また転ぶのではないかという恐怖心から外出を控えるようになる事もある。

このように，転倒は高齢者にとって誰にでも起こりうる身近な問題であり，それまで自立して生活していた高齢者が，転倒によって痛みや怪我などにより活動不耐となり生活が一変するリスクも高い。

そのため，高齢者の転倒・転落のリスクを把握し改善可能なリスクに対して予防・対策を講じることが重要である。高齢者の転倒予防は高齢者の重要な健康課題として，その原因究明や効果的な予防策など様々な研究が行われている。これまでの研究で，転倒の要因は内的要因と外的要因に大別され，高齢者自身が抱える内的要因と主に高齢者の生活環境などの外的要因それぞれに対してどのような予防策が効果的か検証されてきた。

しかし，転倒は，加齢に伴う筋力の低下や姿勢の変化，関節炎などによる痛みや視力低下など様々な身体機能の低下など内的要因と転びやすい履物や歩行路面の状態，障害物などの外的要因がいくつも重なり合いかつ複雑に関連して生じており，そのすべてのリスクを排除したり改善することは難しい。そのため高齢者自身が自分の転倒リスクを認識し予防・改善可能なリスクに対して策を講じることが重要である。個々の高齢者の転倒リスクは，身体的状況だけでなく生活（食べ方，動き方，休養のとり方）と深く関連しており，なぜそのような生活を送っているのかは，高齢者のこれまでの生き方とも深くかかわっている。保健師は対象者のこれまでの生活史や現在の生活環境を含め個々の転倒リスクをアセスメントし，優先性と改善可能性を加味して予防策を考えていく必要がある。

(2) 低栄養

高齢者のうち低栄養傾向の者（BMI ≦ 20 kg/m^2）の割合は17.8％（平成26年国民健康・栄養調査　厚生労働省）であり，6人に１人以上が低栄養状態である。高齢者の低栄養は「高齢者の衰弱」との関連が強いことが明らかになっており，脳血管疾患や認知症に次ぐ要介護要因でもある。

高齢者が低栄養にいたる要因は，加齢に伴う消化酵素の分泌能の低下や食事（たんぱく質）摂取後の骨格筋蛋白合成能の低下などの生理的機能の低下のみならず，社会的要因，精神的・心理的要因，加齢の関与などがある。

高齢者が要介護状態に至る前段階として“Frailty（フレイリティ）”という中間的な段階があり，徐々に要介護状態に陥るとされている。Frailtyとは，高齢期に生理的予備能が低下することでストレスに対する脆弱性が亢進し，生活機能障害，要介護状態，死亡などの転帰に陥りやすい状態で，筋力の低下により動作の俊敏性が失われて転倒しやすくなるような身体的問題のみならず，認知機能障害やうつなどの精神・心理的問題，独居や経済的困窮などの社会的問題を含む概念とされている（フレイルに関する日本老年医学会からのステートメント 2014　日本老年医学会）。低栄養状態はサルコペニア，活動低下，筋力低下，身体機能低下という悪循環のフレイルサイクルを呈することが報告されている。そのため，高齢者の栄養状態について客観的な指標によって評価し，低栄養状態にある高齢者に対しては筋力低下や活動量の低下を予防することが重要である。

（3）閉じこもり

高齢者の閉じこもり症候群は，生活の活動空間がほぼ家の中のみへと狭小化することで活動性が低下しその結果廃用症候群を発生させ，さらに心身両面の活動力を失っていく結果，寝たきりに進行するというプロセスであるとされている（閉じこもり予防・支援マニュアル，厚生労働省，2010）。

閉じこもり症候群を引き起こす要因は身体的，心理的，社会・環境要因の3要因が相互に関連して発生すると考えられている。閉じこもりの概念・定義は現時点で統一されたものは無いが，要介護認定の際に用いられるヘルスアセスメントにおいては，「外出頻度」が週1回以上であるか否かで閉じこもりを評価している。閉じこもりの発現率は地域代表性のある対象者を厳密に選定して調査されたものが少なく，ばらつきがあるが10%～20%と推測され，男女比は一定でない。しかしながら，地域の在宅高齢者における1年後の転帰を調査した結果から非閉じこもりの高齢者と比較して閉じこもりの高齢者では，要介護・死亡の発生率が有意に高く，閉じこもりは要介護や死亡のハイリスク要因と考えられる。一方で閉じこもり状態から自立へと改善が見られる事例の報告もあり，閉じこもりは高齢者の健康状態を悪化させるばかりではなく，改善の可能性がある状態として積極的な支援を行う必要性があるとされ，介護予防施策のひとつとして支援策が検討されるようになった。

閉じこもりの支援は一次予防として，非閉じこもり高齢者を閉じこもりにしない，またより活動的になるよう支援する。二次予防は閉じこもり高齢者を早期に発見するのみならず，閉じこもりになるリスクの高い高齢者も対象にした支援である。三次予防は閉じこもり高齢者を対象に廃用症候群や寝たきりを予防する活動が挙げられている。

3. 高齢者の生活を重視したアセスメントの視点

これまで述べてきた高齢者の健康状態やヘルスアセスメントからもわかるように，高齢者の健康状態は，身体的状態・精神的状態・社会的状況が互いに影響しあっている。そして，現在の健康状態は，対象者がこれまでにどのように生まれ育ち生きてきたのかといった生活史が大きく影響している。

➢〈地球で生活する高齢者の生活背景〉

厳しい食事制限や運動療法を長年徹底して自己管理してきたというＡさんは，幼いころから病弱で持病の慢性疾患が悪化しないよう食事，運動，治療を最優先にした生活を何十年も続けていた。

また，子どもが全員独立し遠方で生活しているというひとり暮らしのＢさんは，何があっても子ども達は頼れないとの思いがあり，近所付き合いを大切にして，友人のたくさんいる今の家で生活を続けたいと毎日１時間ウォーキングしている。

高血圧や糖尿病のコントロール不良のＣさんは定期受診ができていなかったが，幼いころからたくさんの兄弟の子守をして学校に通うことができなかったため，漢字を読むことができずパンフレットなどを配られても読めず病気の理解ができていなかった。

このように，高齢者はこれまでに長年かけて築いた習慣や思考パターン，大切にしていることなど様々でありその生活している環境に応じた生活（運動・活動，休養，栄養）を営んでいる。

地域で生活している高齢者を支援するためには，高齢者の生活歴と現在の環境や生活を抜きに対象者のヘルスアセスメントを実施することはできない。そのアセスメントをもとにした個別性のある支援を行わなければならない。

7章 家族アセスメント

1. 高齢者と家族

1）家族とは

「家族」という存在は私達にとって最も身近な存在である。そして家庭という小さな環境のなかで毎日の生活を共にしている。家族は，意識するしないにかかわらず家族成員同士は互いに大きな影響を及ぼし合っている。

家族とは，Friedman, M. M. によれば，「家族」とは絆を共有し，情緒的な親密さによって互いに結びつき，家族であると自覚している2人以上の成員であると定義している。鈴木は「家族」は，社会の基礎的な構成単位であり，個人と社会との間にあって，内部では家族成員の発達と生活を互いに支え合い，外部からはその時代に特有な文化的背景を反映する社会の影響を受けているとしている。

近年では，家族の形は多様化している。これまで，もっとも代表的な家族形態とみられてきた夫婦と未婚の子どもからなる家族は，1985（昭和60）年では全体の40.0％であったが，2015（平成27）年では26.8％に減少している。さらに，単独世帯，子どもをもたない夫婦共働き世帯，死別や離婚によるひとり親世帯（母子家庭，父子家庭）も増加している。さらには，婚姻関係を結ばない事実婚カップルや別居結婚，同姓カップルなど，新しい家族の形態が生まれている。また，高齢者と子世代の同居も，長男夫婦との同居のみならず，娘夫婦との同居，二世帯住宅での準同居，敷地内別居など多様な形態がある。近年，ペットが家族の一員とされてきていることも，家族形態の多様化の一つであるであると言える。ペットフード，犬用の洋服などの様々なペット用グッズ，ペット同伴のレストランやホテル等，ペットを亡くした後のペット・ロス症候群も増えてきている。

2）家族を看護する

（1）家族看護学

家族看護学とは，「家族が，その発達段階に応じた発達課題を達成し，健康的なライフスタイルを獲得したり，家族が直面している健康問題に対して，家族という集団が主体的に向き合い，問題解決し適応していくように家族が本来もっているセルフケア機能を高めること」と鈴木らは定義している。

家族という集団を看護の対象として援助するためには，その対象である家族の持つ特性を説明するための理論がいくつかある。これらの理論は，家族看護学が確立する前に，社会学から家族社会学へと発展し看護学のなかに取り込まれた。主な理論には「家族システム論」，「家族ストレス対処理論」「家族発達論」等がある。また，Lorraine M. Wright 博士らによって開発された「カルガリー看護アセスメント・介入モデル」があり，日本でも実際に取り入れている。

家族看護の必要性として，2000年には介護保険が始まり，介護の社会化による介護負担の軽減など在宅療養の大きな支援となることが期待されている。わが国では，家族内で起きた諸問題を外からの助けを求めることは少なく，世間体を考え親族，家族内で解決しようとしてきた。さらに，「親を看取り，夫（妻）を看取り，子に看取られる」というように，現実には主として女性が介護を担っており，介護のために退職や休職を余儀なくされている例もある。しかし，近年では家族形態が変わり，複合世帯が減少し，核家族，単身世帯が加速して増加している。核家族化も戦後家族の典型とされた「夫婦と子どもの世帯」から「夫婦のみの世帯」が増加しつつある。後者には高齢世帯が増加し，老老介護が余儀なくされている。単独世帯の増加は加速し，晩婚化による未婚単身者世帯の他，死別による高齢単身者など形態の多様化が見られる。この家族形態の変遷に伴い，「家」意識も変化し「個人」が尊重される家族観に変容もみられている。介護に対する意識として，親の老後の世話を子どもの義務と思わない人が増えつつある。そのような背景の中，介護保険制度によるサービスのあり様がたびたび議論されている。

人生の終末期を自宅で過ごしたいと願っている高齢者が多く，家族への援助も大切な支援であり，家族は高齢者の背景としての家族ではなく家族単位を援助の対象する必要がある。高齢者の介護が家族全体に与える影響について，第1に主な介護者に対する身体的，精神的影響がある。第2に介護のために仕事を辞めたり，減らしたりすることから，家計への影響が考えられる。第3に介護のストレスや不満などが，夫婦関係，兄弟関係などに葛藤をもたらしている場合が少なくない」（直井ら）。

しかし，家族全体を一つの単位として看護の対象とすることを強調したい。高齢者介護における家族への援助は，医学や社会学など他の分野においても，大きな関心が寄せられ活発に研究が進められ，主には家族の介護負担や健康への影響，また主介護者と高齢者との二者の関係について取り上げているものが多い。しかし，介護を地域単位の研究としているものはほとんどみあたらない。超高齢社会を迎えているわが国において，この分野の研究により一層積極的に取組む必要がある。施設および在宅のいずれにおいても，家族以外の家族との出会いや生活を知る機会が多く，高齢者看護上の問題のみならず，家族の問題を浮き彫りにし，解決していく必要がある。在宅看護が期待される今，家族全体を単位とした研究が増加しているが，介護施設等では高齢者の看護上の問題解決手段として，主たる家族に焦点をあてるのみとなりやすい。

終末期の居場所はいずれにしろ高齢者自身が選択し，ライフサイクルの最終ステージをその人らしく，できるだけ自立した状態で，最後まで誇りを保持しながら生活ができ，安らかな死を迎えるため支援を行う必要がある。そのためにも高齢者を含めた家族全体を対象とした看護に取組むことが重要である。

これからの家族看護を考えるとき，在宅・地域だけでなく，これまではさほど注目されなかった施設内においても，看取りまでの過程において，家族を一つの単位として捉えていく看護教育や研究が望まれる。また高齢者は豊かな人生経験を有し，地域看護において，家族のセルフケア力の拡大を援助の目的とし，家族の健康課題とそれに関係する生活課題の解決・改善のために，より適切な看護アセスメントを行なう必要がある。

高齢者への援助内容と方法の基盤となる家族の生活力量アセスメントとして，(1) 発達課題を達成していく能力，(2) 日常生活を維持していく能力，(3) 社会生活を維持していく能力，(4) 健康問題や生活問題を予防する能力，(5) 健康問題や生活問題が発生したとき対応していく能力，をとらえることである。また，家族をシステムとしてとらえ，家族の生活力量を各成員の生活力量の単なる総和ではなく，相互のダイナミクスを含んだ総合力として発揮する支援が必要である。

これらのことをアセスメントし，その判断をもとに介入する力を備える必要がある。

2. 家族看護の教育

1）教育目的

健康問題や養育を必要とする人を抱えたとき，家族が相互にどのように影響するのかを理解し，家族成員が健康問題に対処する力を引き出し支援するために必要な家族看護学の基本的な理論と家族への援助方法について理解する。

2）教育目標

看護職に必要な家族についての理論を一部学び，療養者本人と家族の関係に対するアセスメントについて説明できること。

(1)「家族」,「家族の健康」の概念を理解し，アセスメントと家族を対象とした看護過程を理解できる。

(2) 家族の看護に必要な情報を収集し，家族の全体像を形成しニーズを導き出し，援助方法を述べることができる。

3）教育方法

事例を用い，家族の看護に必要な情報とは何か，家族の全体像を形成しニーズを導き出し，援助方法について，レポートの記述内容で評価する。

①認知症高齢者の家族の事例を用いて行う教育方法

まず，事例の概要について説明する。第一義的な看護の対象となる人は誰か，その対象を含む家族を理解するための基本情報として，家族周期，家族の構造（ジェノグラム），家族の発達課題，本人と家族が抱える健康上の課題（この事例の場合は認知症ケアに関する基本的な知識）の整理をする。

本人を含む家族を看護の対象としたとき，学生は最も訴えの多い介護者やその他の家族を，看護の第一義的な対象者であるととらえる場合がある。家族を一つの単位ととらえつつも，看護の第一義的な対象となるのは，認知症をかかえた本人であることをおさえる必要がある。

本人を含む個々の家族成員のかかえる困難とその背景をたどりながら，渡辺式家族アセスメントモデルに従って，課題を抽出し，看護者としての関わりについて学ぶ。

渡辺式家族アセスメントモデルとは，家族に生じている問題とその背景を構造化して理解するために必要な援助者の思考プロセスをモデル化したツールである。援助者として，最初に必要な判断は，積極的な援助が必要なのか，見守りでよいのか，援助の必要性とその程度を判断することである。援助の必要性を判断した場合，その家族がどのような困難を体験しているのか，共感的に理解することが求められる。さらに，困難が生じている背景，援助の糸口の明確化，援助者自身の存在がもたらす家族への影響，これらの一連の判断のプロセスを「家族システム理論」「家族ストレス対処理論」「家族発達理論」を基盤にしてモデル化したものが，渡辺式家族アセスメントモデルである。

②認知症と診断された田川さん家族を事例とした理由

65歳以上の認知症高齢者数と有病率の推計についてみると，平成24（2012）年は認知症高齢者数が462万と，65歳以上の高齢者の7人に1人（有病率15.0％）であったが，37（2025）年には約5人に1人になると推計されている（内閣府作成，日本における認知症高齢者人口の将来推計に関する研究）。認知症は誰もがなりうるものであり，誰もが家族に認知症者を抱える可能性がある。

田川さん家族は，夫が認知症と診断された高齢夫婦と未婚の息子，結婚して離れて暮らす娘から成る。50歳時点で一度も結婚したことのない人の割合を示した生涯未婚率は上昇し，2010年では男性で20.1％，女性で10.6％，2035年では男性で29.0％，女性で19.2％と推計されている（高齢者白書，2016）。すなわち，田川さん家族は，認知症の夫を抱えると共に，現代の家族形態の多様化を反映する一つの家族のあり方であると言える。

演習ではこの模擬事例を使って事例展開する。ごく限られた情報ではあるが，妻，息子，娘のそれぞれの立場から語られた思いをもとに，家族アセスメントの段階に沿って，それぞれの家族成員の困っていること，その背景，どのように対処しているかを考え，援助の方向性を見出すことがポイントである。

事例紹介〈認知症と診断された田川さん家族〉

➤〈田川さんの妻（72歳）の話〉

田川さん（78歳）は，1年ほど前から物忘れがはじまりました。最近では，「回覧板を隣のうちに届けたか」と何度も確認したり（以前は町内会長をしていた），町内会費を何度も徴収に行ったりということがあります。夜中には「物がない」と大騒ぎして，私を起こすことがあります。こんなことが何度となく起こって，もうイライラして，本人にきつくあたってしまっています。してはいけないと思っているのですが…。でも，腹が立って…。先日，通院先の病院で検査を受け，アルツハイマー型認知症という診断を受けました。もう，ビックリしたというより，なんだかこのお先真っくらって感じで…。どうしたらよいのかわかりません。もう，私の人生も終りです。

はい，息子とは同居しています。夜中の出来事に⁉…息子は，「ほっといて，別の部屋で寝たらいい」なんて言って，起きてくれません。息子も父親の病気のことを知った時には驚いていましたが，どうしようもないじゃないかと言っています。息子は，自分の仕事のことで精一杯なんでしょう。娘が近所に嫁いでいるので，心配をして，時々来てくれます。夫の対応もしてくれていますが，娘に頼るわけにはいきません。どうしたらいいのか…このままでは，私自身，どうなるかわかりません。

➢〈息子さん（41 歳）の話〉

働き者の父親でした。1 年ほど前からなんかおかしくなって，心配をしていました。認知症って聞いた時には，ビックリしましたよ。何で，あの父がと思いました。でも，どうしようもないんでしょ。特効薬もないというし，仕方ないと諦めています。私も仕事が忙しいし…，日々の介護は，母親がしてくれています。姉が近くに住んでいるので，時々，見に来てくれているそうです。母のことを思うと，ひどくなったら（父を）施設に入れてもらうしかないと思っています。

➢〈娘さん（46 歳）の話〉

優しい父親でしたよ。仕事を辞めてからも，町内会長の仕事を受けて頑張っていました。だから，認知症って聞いた時には，もう，ビックリですよ。1 年ほど前かな…。父が「情けない！」とよく言っていると母が言っていましたが，そのころから，自分でもおかしいと思っているし，時々「死にたい！」なんて言うものですから，なるだけ，実家に行くようにしています。だけど，ちょっちゅう行くわけにもいかないんです。義父が，3 年前に脳梗塞で倒れて，麻痺が残っているので，そちらの方も気になるんです。義母が，しっかりしているので，任せてはいるのですが。義母も，実家の父のことを気にかけてくれていて，「行ってあげなさい」と，言ってくれています。でもね…甘えてばかりではいけませんし…この先，どうなっていくんでしょう。…不安です。

③渡辺式家族アセスメントモデルを活用した事例展開

表　渡辺式家族アセスメントモデルによる家族のアセスメントと援助ポイントの明確化（つづく）

アセスメントの段階	内　　容
家族の基本情報の整理	家族周期・家族の発達課題・ジェノグラム（年齢）・健康に関する状況背景
問題の明確化	**ステップ 1：家族の適応状態を明らかにするために，個々の家族成員と援助者の抱える問題を明らかにする** ・登場人物の絞込み ・個々の家族成員，それぞれの立場からの心身の健康と生活上の問題を捉える ・病状や身体的問題だけに注目せず，心理的・精神的問題や生活上の困難を見逃さない ・一つ一つの現象に目を奪われず，その現象の意味を抽象化する ・問題探しはせず，できるだけ問題は絞る **ステップ 2：個々の家族成員の対処の現状を明らかにする** ・ストレス源は何かを明らかにする ・ストレス源に対する対処を考える ・対処の背景を考える

表　渡辺式家族アセスメントモデルによる家族のアセスメントと援助ポイントの明確化（つづき）

アセスメントの段階	内　　容
家族の全体像をアセスメントする	**ステップ３：家族の全体像を明らかにする** ・家族全体の関係性・援助者との関係性を図示してみる ・家族全体の関係性に何が起こっているのか表現してみる（図に題名をつける）
援助方針の明確化	**ステップ４：解決の糸口を見出す** ・家族の援助仮説を考える：もし，…になれば…になるかもしれない。 ・悪循環の有無，各システム間の境界の機能，関係性の強さ・安定性を判断し，関係性のどのような変化をもたらしたらいいのか，誰に，どのように働きかければよいのか，援助仮説を設定する。
援助目標の明確化	・家族の対応能力（強みと弱み）を検討し，現実的で妥当な目標設定をする ・評価の視点
家族のニーズと援助のポイント	・家族のニーズ・援助者の強みと限界 ・援助仮説の具体的な解決策を考える

家族の基本情報の整理

家族それぞれの基礎情報を収集し，確認する。

家族周期：○○期にあたるのか
家族の構造：生計を共にしている家族，嫁いだ娘との関係等ジェノグラム（年齢）を活用し図で表現する。
家族の発達課題：家族はどのような発達段階にあるのか
＊健康に関する状況や背景もここで抑えておく

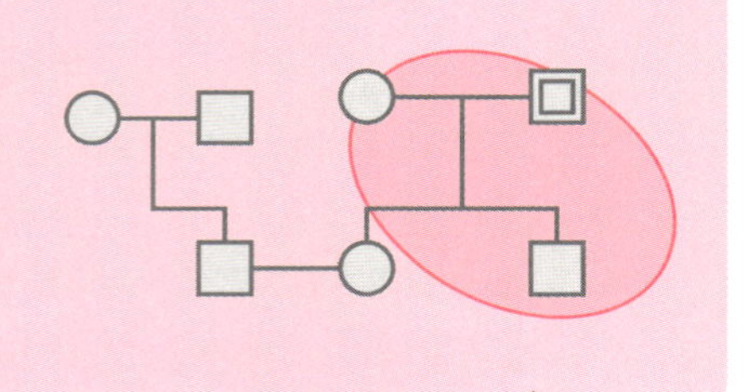

Step 1　問題の明確化

家族の適応状態を明らかにするために，個々の家族成員と援助者の考える問題を明らかにする。

➢ポイント　登場人物を絞り込む。
①家族とのパートナシップという基本姿勢を貫くために，援助者からみた問題ではなく，個々の家族成員，それぞれの立場になりきって心身の健康と生活上の問題を捉える。
②病気や身体的な問題ばかりに目を向けず，心理的精神的問題や生活上の困難を見逃さない。
③１つ１つの現象に巨を奪われず，その現象が何を意味しているのかを抽象化する。
④問題探しはせず，できるだけ問題を絞る。
表面的な訴えに目を奪われず，その訴えが何を意味しているのかを洞察する。
置かれている現状が，個々の家族成員にとってどのような意味をもつのかを考える。

1）本人：
2）妻：
3）息子：
4）娘：

Step 2　個々の家族成員の対処の現状

➢ポイント
①個々の家族成員がそれぞれどのようなストレスに直面しているのだろうか。
＊個々の家族成員にとっての最大のストレス源は何かを考える。
②個々の家族成員はそのストレスに対して，どのように対処しているのだろうか。
家族それぞれの対処パターンの特徴を大掴みに捉える。
③個々の家族成員は，なぜ必要な対処が行えないのか，その背景にあるものを洞察する。
＊対象とする家族の生活史，価値観，過去の対処経験，現実認識，情緒的安定度，経済状況，社会との関係性を視野に入れて考える。

Step 3　個々の家族成員に関する情報を一単位としての家族に統合し，家族の全体像を明らかにする。

➢ポイント（関連図として図示してみよう）　図の作成：図に題名をつける。
①家族の関係をみる。家族関係図を描いてみる。記号には凡例をつける。
夫婦，親子，兄弟姉妹といった続柄，家族内役割，位置付けを通して関係をみる。それぞれの位置付けを統合して全体像を明らかにする。
②家族間の関係性は，矢印やその強さを罫線で表し，ストレス源，抱いている感情，言動や行動など象徴的な現象等も書き加えてみる。

Step 4　解決の糸口を見出す

家族援助仮説を考える。

仮説をどのように実現するか，具体的な援助行為を考える。
援助仮説とは，「もし，…になれば，…になるかもしれない。」といった表現で記述してみる。

➢ポイント　解決の糸口を考えてみる
1．家族の関係性の図から、どのような悪循環を是正すればよいのか、どの関係を強化、あるいは逆に距離を置いたらよいのかを判断する。
＊悪循環の有無、夫婦の関係性、世代間の境界、家族の発達段階に注目する。
2．家族全体の変化は誰が鍵を握っているのかを判断する。

一番影響を被って苦しんでいる人は誰か。家族全体の問題に一番影響を与えている人は誰か。
　苦しんでいる人と影響を及ぼしている人の主体的問題解決が大切。

援助仮説の具体策　⇒　評価

・夫が医師や訪問看護師などの専門家に相談する
・自分の言葉で悩みを話すことによって，自分の悩みを相談する（専門家へ受診）気持ちが軽くなったと感じられる。

4）教育評価

認知症家族を抱える家族の「揺れながらも課題を解決しようとする事例」の概要について説明し，理解をしたあと，ステップ１～４について自己学習を促す。

ステップをふみながら，その記述内容と課題抽出（アセスメント）を確認し，渡辺式によるアセスメントに従って，看護者として，具体的な援助にたどりつくまでの学びを評価する。

8章 個別支援技術
—健康相談—

1. 学習目的

公衆衛生看護において，地域住民が健康課題を主体的に解決することを目的とした支援技術の1つである個を対象とした保健指導について，生活習慣病のハイリスク者の特徴，把握方法や一連の支援方法を学び，健康相談・保健指導を計画・実践・評価できる能力を修得する。

2. 学習目標

- 対象者・家族の健康に関連する情報を収集し，身体的・精神的・社会的健康状態をアセスメントすることができる。
- 対象者が有する疾病や疾患，障害のメカニズムを理解し，潜在的な健康問題や個人・家族が認識していない健康問題を明らかにすることができる。
- 対象者の健康状態と生活状況についてその経緯や経過を踏まえ，健康に対する意識や，認識を考慮した上で，顕在化している健康課題や今後起こりうる健康課題を明らかにすることができる。
- 対象者の健康課題の改善・解決に向けた，支援計画を立案することができる。
- 対象者が自らの力を発揮し健康課題を解決していくための支援策を考える事ができる。
- 個別支援の目的・目標に沿って活動を評価し，次の支援策を検討することができる。

3. 学習プログラム（表）

1）特定健診・特定保健指導について

市町村で実施している保健事業は，地域で生活している人々の健康問題に焦点を当てその健康問題を解決するために実施されている。実際に市町村で実施している個別の健康相談事業の一つである特定健診・保健指導を題材に，保健事業の実施にいたる社会的背景，法的根拠，事業目的，実施方法を学習する。

表　健康相談学習プログラム

回	■テーマ　★ねらい・学習目標	方法	■プログラム
1	■特定健診・特定保健指導について ★保健事業の背景，目的，方法を理解する。	講義	・メタボリックシンドロームとは ・特定健診特定保健指導について
2	■メタボリックシンドローム，糖尿病や脂質異常の病態生理① ★生活習慣と健康状態との関連を理解し説明できる。生活習慣病は無症状で進行し重症化していくことを理解する。	GW	■グループワーク ・糖代謝・脂質代謝異常の病態生理 ・メタボリックシンドロームの病態生理 ・自覚症状のないまま生活習慣病が進行することによる生活への影響を予測する。
3	■メタボリックシンドロームと糖尿病や脂質異常の病態生理② ★生活習慣と健康状態への影響について理解した内容を他者に伝えることができる。	発表・GD	■発表　1）糖代謝　2）脂質代謝 ■ディスカッション 食べ方，活動（運動），休養による代謝や健診結果，健康状態への影響を考える。
4	■個別支援に活かす理論と支援技術 ★個別支援に用いられる理論や技術を知る。	講義	・行動変容を支援に用いられる理論と支援技術
5	■特定保健指導事例の紹介 ★特定健診，特定保健指導対象者の理解に必要な基礎知識，情報を知り，得られた情報から健康課題を明らかにするプロセスを経験する。	事例紹介・自己学習	■事例紹介 ・事例概要 ・特定健診結果の経過 ・健康状態のアセスメントに必要な知識 ■自己学習 ・対象理解に必要な資料集め
6	■対象事例の情報収集・整理，アセスメント・健康課題の明確化 ★対象理解に必要な情報を構造的に整理する。また，生活習慣と健康状態の関連を検討し健康課題を抽出する。	GW	■グループワーク ・対象理解に必要な知識・情報 ・生活習慣と健康状態との関連性 ・健康に対する知識，意識，行動変容への意欲 ・健康課題の明確化と支援策の検討
7	■対象理解とアセスメント，健康課題の抽出 ★事例について，科学的根拠に基づき対象を理解し，健康状態の背景にある生活習慣や環境を含めたアセスメント，これらを構造的に整理し健康課題を明確にする。	発表・GD	■発表 ・対象理解 ・生活状況と健康問題との関連 ・対象者の知識，意識，意欲を踏まえた健康問題改善や解決のための課題と支援策 ■ディスカッション
8	■特定保健指導計画 ★健康課題の解決に向け，対象者が健康状態を理解し，問題点に気づき，自らが選択した行動変容へとつながる支援方法を考える。	GW	■特定保健指導計画の作成 ・対象者との関係作り ・特定健診結果の説明 ・対象理解（意識・意欲，知識・技術　生活習慣，生活環境） ・目標設定 各場面の目的，言葉かけ，態度を計画する。
9・10	■特定保健指導計画に基づく支援①② ★事例の健康問題の改善・解決に向けて，対象者が自身の健康状態を理解し，問題点に気づき，自らが選択して，効果の期待でき行動変容へとつながる個別保健指導の方法を学ぶ。	ロールプレイ・GD	■発表 支援計画　目的・目標 ■学生ロールプレイ ・支援計画に基づくロールプレイ ■気づき，学びの発表 ■教員ロールプレイ ■グループディスカッション 保健指導の方法や技術に関する気付き・学び

2）病態生理の理解

人が口にした食べ物が身体の中でどのように代謝されエネルギー変換されるのか，必要以上のエネルギーを摂取すると身体の中でどのようなことが起こるのか，エネルギーの過剰摂取が続くことによってからだの中でどのような変化が起きるのか，このような体内でおこっている代謝のメカニズムや疾病や障害の発生プロセスは，目に見えず症状としても現れにくいため理解することが難しい。しかし，保健師は健康状態を正確に把握し対象者に説明し予防的に関わる必要がある。そのため，糖代謝および脂質代謝を題材に代謝のメカニズム，エネルギーの過剰摂取を学び図式化して説明することで生活習慣病の理解を深める（図 10）。

3）健康課題の抽出

特定健診･特定保健指導の対象事例について，対象者の基本属性や生活習慣，健診経過，健診結果から健康状態をアセスメントする。

まずは心身の状態を把握し，これに影響を与える生活状況（生活リズムや食事，運動，休養）さらに心身の状態と生活状況の背景となる家族の生活や働き方，生活環境についても情報を収集し構造的に整理する（図 11　健康問題を構造的に考える）。

対象者の生活史は，健康に対する意識や認識にもつながっており，これらの意識の高さは行動変容へのつながりやすさや，行動変容の妨げとなる要因にもなりうる。得られた情報を構造的に整理することは生活と健康状態の関連を理解するのに役立つだけでなく不足している情報を明らかにするためにも役立つ。

健康問題を構造的に整理し，健診結果や健診経過と合わせて今後の経過を予測し，健康課題を明らかにする。

健康課題は，健康上の問題点を挙げるだけでなく，健康問題の重要性や改善可能性に配慮し対象者の健康問題を改善するために必要な課題に対して対象者が実現可能な行動変容を選択できるようにすることが重要である。

4）支援計画の立案・実施

特定保健指導の展開を 4 場面想定し，各場面における目標，態度，言葉かけを考え特定保健指導計画を作成する。

想定される 4 場面は，「対象者との関係作り」，対象者にわかりやすく伝えることが必要な「特定健診結果の説明」の場面，行動変容の目標設定に必要な「対象理解（意識･意欲，知識・技術，生活習慣，生活環境」の場面，「実現，継続可能な目標設定」の場面である。

5）実施上の留意点

特定健診・特定保健指導の学習では，脳血管疾患や心疾患などの生活習慣病の重症化による合併症によって，医療依存度が高くなり，引いては介護が必要な状態へと移行していく事や要介護状態に陥ることが高齢者の生活に影響を及ぼすことを理解したうえで，未然に生活習慣病の重症化を予防する必要性を理解し保健事業が法的根拠に基づき実施されていることを学ぶ。

公衆衛生看護技術論Ⅰ資料①　課題１糖質・脂質代謝のメカニズム

糖代謝のメカニズムと過剰摂取による変化

学籍番号；

☆糖代謝☆

課題１　摂取した栄養素のうち、糖質が体内でどのように代謝されるか、図を使って説明しましょう。

課題２　糖質の過剰摂取が続くと、体内ではどのような変化がおこるのか説明しましょう。

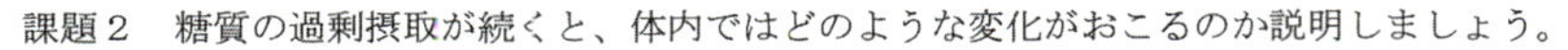

Key word　高血糖、インスリン抵抗性、動脈硬化、内臓脂肪の蓄積

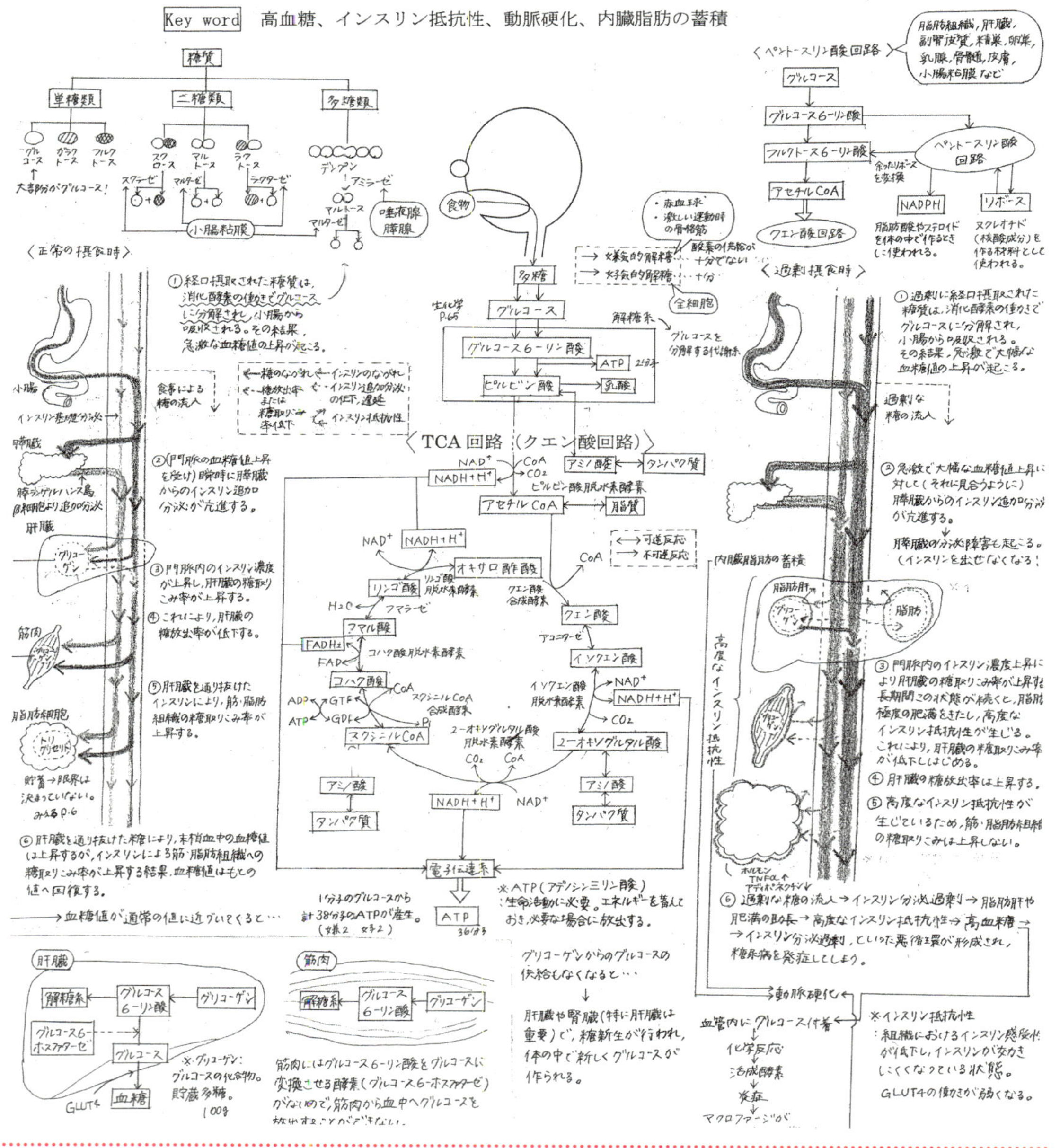

図10　糖代謝のメカニズム

学生作成資料に対するコメント（図10）

糖代謝のメカニズムに関する学習は，生活習慣病の代表とも言える2型糖尿病について，生体機能や生理学などの看護の基礎となる知識を駆使して身体中で起こっている事を理解したうえで，これらの知識を発展的に活用し，住民の方々に病気の予防や行動変容の必要性を伝えていく（健康教育，個別保健指導）学習へと発展させる。

疾病発生のメカニズムの理解は予防的介入を行う上で重要な基礎知識となるため，糖代謝のメカニズムについての学習の要点を述べる。

ポイント1

2型糖尿病の大きな原因は食後のインスリン追加分泌の低下とインスリン抵抗性である。血糖コントロールはインスリン拮抗ホルモンとインスリンのバランスにより一定に保たれており，これをインスリン基礎分泌という。一方，食事により血糖値が上昇すると，膵臓のランゲルハンス島β細胞はこれを感知してインスリン分泌を亢進させ追加分泌を行う。

・学生の記録では基礎分泌と追加分泌について図でわかりやすく記述されている。
・基礎分泌の例は正常の摂食時ではなく，食間や夜間時などを例に挙げることでインスリン調整に必要なインスリン拮抗ホルモンとインスリンのバランスが理解できる。

ポイント2

インスリンによる血糖調節にかかわる主な臓器は膵臓，肝臓，脂肪，骨格筋組織である。食事で血糖が高くなった場合，インスリンの作用により糖を肝臓，脂肪，骨格筋組織に取り込む。

・学生の記録では糖が高くなったときの取り込み，貯蔵する臓器についてわかりやすく記述されている。

ポイント3

グルコースの細胞内への取り込みはインスリンが直接関与するわけではない。細胞膜上のグルコーストランスポーター（以下，GLUT）により行われ，GLUTは臓器により異なる。膵β細胞や肝細胞への糖取り込みはGLUT2（インスリン非依存性），脂肪細胞や骨格筋細胞への糖取り込みはGLUT4（インスリン依存性）である。なお，肝臓でのグルコースの取り込み増加はインスリン非依存性のため，肝臓での酵素の活性化により糖利用が促進することで糖の取り込みが増加する。

・学生の記録では，GLUTの記述がないために，インスリンが直接，グルコースを臓器へ取り込みを行うように図示されている。
・肝臓と骨格筋における細胞外へのグルコース放出の記述において，肝臓はGLUT-4としているが，これはGLUT-2である。

ポイント4

高血糖が持続することで，高血糖が膵β細胞のインスリン分泌能を低下させ，また同時に末梢組織におけるインスリン抵抗性を増大させ，さらなる高血糖を助長する。この悪循環は糖毒性と呼ばれる。インスリン抵抗性とは組織においてインスリン感受性が低下し，インスリンが効きにくくなっていることをいう。インスリン抵抗性をきたす主な標的器官は肝臓・脂肪・骨格筋である。インスリン抵抗性が生じる原因には腫瘍壊死因子α（TNF-α）の増加やアディポネクチンの低下がある。このTNF-αの増加やアディポネクチンの低下は内臓脂肪の蓄積によるもので，過食や運動不足などの生活習慣が原因となる。

・学生の記録では，脂肪細胞に TNF-αの増加やアディポネクチンの低下が記述されている。

ポイント５

正常な脂肪細胞の場合は，インスリン受容体にインスリンが結合すると，GLUT4 の細胞膜上への移動が促進され，細胞内へ糖が取り込まれる。

TNF-αの影響を受けた脂肪細胞は，細胞膜上にある Tumor necrosis factor receptor 1（TNFR-1）に TNF-αが結合する。そのことにより，インスリンによる GLUT4 の細胞膜表面への移動促進作用が阻害され，GLUT4 の細胞膜上への移動が低下する。そのため，細胞内への糖の取り込み量は減少する。TNF-αは脂肪細胞から多く産生されるため，肥満はインスリン抵抗性を促進させる。特に，TNF-αは内臓脂肪に多いとされる。

アディポネクチンは骨格筋において脂肪酸の酸化を促進し，糖の取り込みを促進させる作用があり，インスリン感受性を上昇させるホルモンである。インスリン抵抗性の発現には，アディポネクチン低下が関与している。

・学生の記録からはインスリン抵抗性とアディポネクチンや TNF-αとの関係性を図示すると肥満とインスリン抵抗性との関係性が理解できやすい。

ポイント６

アディポネクチンは血管内皮細胞が傷害されるとそこに露出しているコラーゲンとアディポネクチンが結合し，接着因子の発現をおさえることができる。これはマクロファージが異物を取り込み泡沫化し，平滑筋細胞の増殖をおさえ，動脈硬化を抑制することができる。アディポネクチンが低下している血管では逆となる。

・学生の記録から，アディポネクチンの作用と動脈硬化との関係性が図示されるとさらに理解がすすみ，合併症との関係性の理解につながる。

２型糖尿病の予防では，根拠に基づく支援が必要であり，住民の生活習慣の自己調整力を醸成するために，認知行動療法を用いた健康教育や個別保健指導が重要となる。２型糖尿病は生活の中での食事や運動が鍵となる。以下に示すことを，住民が気づき，自分でできることを見つけ，計画的に進めるよう支援する。

1. 血糖スパイク（食後に血糖値が急上昇し，その後急降下する）も問題となっている。食後２時間の検査では正常であるが，２時間までの血糖変化を見ると，食事後，急激に上昇するパターンをとる人もいる。
2. これらをふまえると，食事は量（多い）や種類（糖質のとりすぎ）だけでなく，食事の食べ方（糖質を最後、ゆっくり食べる）も重要となる。
3. また，直後のグルコースの取り組みも促進させる必要がある。それは，インスリン依存性の GLUT4 での糖の取り込み（筋や脂肪細胞）を利用し，食後の骨格筋を活用した運動をすることで血糖を下げることにつながる。
4. 内臓脂肪を減らすことにつながり，生活習慣病のリスク（インスリン抵抗性，動脈硬化等）を予防することができる。

保健師は，看護職であり医学的な知識を持ち生活習慣病をはじめとする疾患や健康上の問題となる諸症状のメカニズムを理解することにより，合併症や障害が発生するプロセスを予測することが可能である。そのため，代謝や循環動態などを理解した上で，対象者の生活（食事，運動，休養）と結びつけ合併症や障害の発生を予測する力を身につける。

また，公衆衛生看護における対象者は地域で生活する人々であり，それぞれが独自の生活を営む人々である。病院の様に24時間対象者の生活を見守ることも一定のルールに従っ

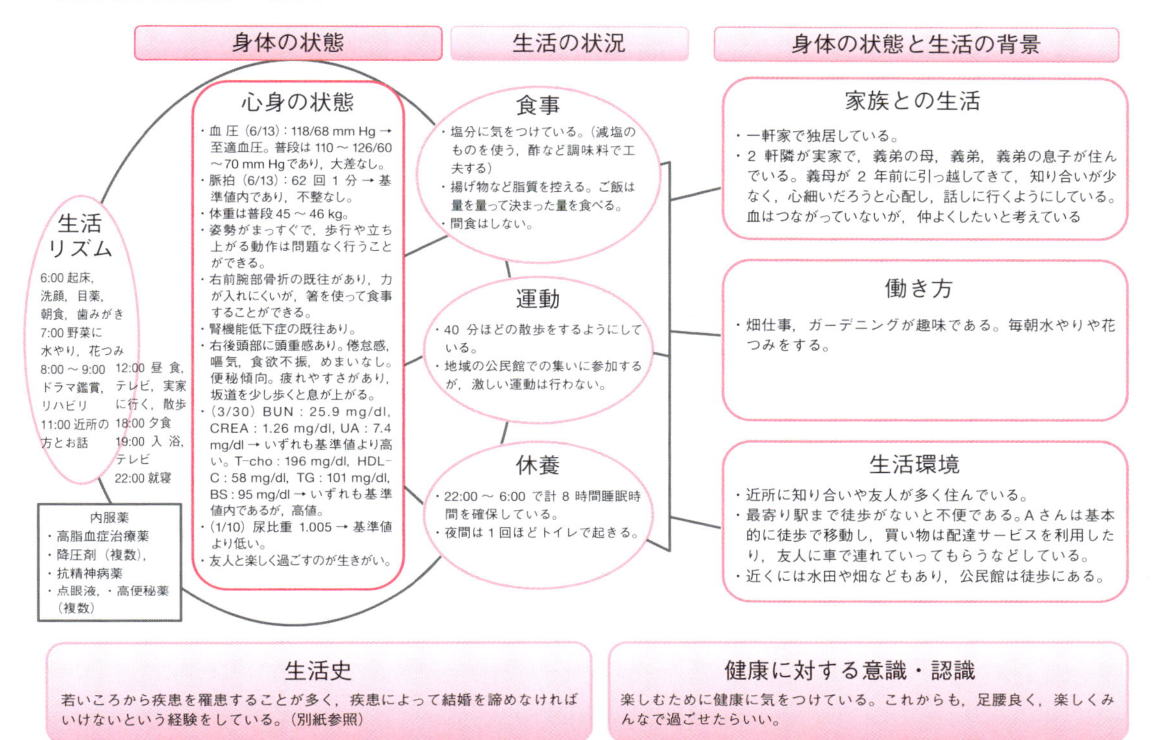

図11 健康問題を構造的に考える(健康問題の所在を考える視点とその構造 松下拡を参考に作成)

学生作成資料に対するコメント(図11)

心身の状態について，現病歴の糖尿病がいつ頃発症しどのような経過で現在にいたっているか服薬状況も含めて書かれている。また，主疾患以外の血圧やその他の身体症状についても訪問時に聞きとれた内容を記載してある。生活習慣病は，自覚症状が無く経過するため，対象者から訴えが無い，または問題意識を持っていないことがしばしばある。対象者の健康に関心を持ち，会話の中や観察によって確認できた健康状態を記載することが大切である。

食事，運動，休養については，内容，量や質，頻度，習慣など具体的に記載してある。間食に対する意識についても妻の発言を記載しており，本人や家族の意識や満足感なども記載することで行動変容を支援する際の働きかけの方法が見えてくる。生活の背景となる家族との生活や働き方，生活環境について現在の事だけでなくこれまでの生活史を含め記載する事で，対象者と家族・近隣の人々との関係性や役割，考え方など対象者を人としてまた生活者として理解することに役立つ。

た生活を強要することもできない。そのため，対象者のありのままの姿を理解するには対象者の健康状態と合わせて生活の様子(身体・精神・社会発達の理解，家族の理解，食事，運動，休養，生活リズム，生活環境，生活歴)を包括的にかつ正確に把握する必要がある。

対象者の健康状態をアセスメントする際には，現在の健康状態だけでなくこれまでどのような経過をたどって今に至るのか，今後どのような経過をたどる可能性があるのかについて医学的知識と科学的根拠に基づいて判断する必要がある。個々の対象者が有する疾患の病態生理や生活習慣の良し悪しを判断する根拠ある情報や知識を学ぶ技術を身につける。

健康課題の明確化においては，保健師は予防的視点を持ち健康問題を明らかにすることにとどまらず疾病の重症化や合併症や障害の発生を予防するために，現時点でどのような行動変容が必要なのかを明らかにする必要がある。その上で，対象者の生活歴や健康に対する考え方，どのような生活を望んでいるかと言った対象者の主体性を十分に考慮し優先的に取り組むべき課題や，健康上重大な課題を見極め，対象者とともに改善策を明らかにしていくことが重要である。

4. 評　価

評価は①計画評価（プロセス評価）②保健指導の実施評価（実施評価）③保健指導の効果（結果評価）の観点から実施する。

- **計画評価**：対象者のアセスメントに必要な情報は収集できたか，根拠ある情報に基づきアセスメントしたか，支援目標は適切だったか，対象者の主体性を引き出す計画であったか。
- **実施評価**：支援目標を達成できたか，支援計画に沿って実施できたか，行動変容を促すことができたかなど。
- **保健指導の効果**：保健指導によって対象者が行動変容できたか，健康指標が改善したか。

5. 演習後の展開

個別支援―健康相談で学んだ疾患のメカニズムや重症化のプロセスを学ぶ過程や，得られた情報を構造的に整理し健康問題を明確化する過程は，個別支援における家庭訪問においても共通の学習プロセスである。繰り返し学習プロセスを経験することで個別支援に必要な基本的技術を身につける。

9章 個別支援技術
―家庭訪問―

1. 学習目的

公衆衛生看護において，地域住民が健康課題を主体的に解決することを目的とした個別支援技術の１つである家庭訪問について，要介護状態のハイリスク者など支援が必要な高齢者の特徴や把握方法，一連の支援方法を学び，家庭訪問を計画・実施・評価できる能力を修得する。

2. 学習目標

- 地域で生活する高齢者とその家族の生活状況，健康状態に関連する情報を対象者の生活の場に赴いて収集することができる。
- 地域で生活する高齢者の健康課題を明らかにする一連のプロセスを理解できる。
- 対象者の健康課題に対する家庭訪問による支援計画を立案することができる。
- 支援計画に基づく家庭訪問を実施することができる。
- 実施した家庭訪問を評価し今後の支援策を考えることができる。

3. 学習プログラム

1）公衆衛生看護における家庭訪問の特性理解

家庭訪問が必要な高齢者の把握は，対象者自身から相談が持ち込まれ訪問にいたる場合や，保健師が保健事業実施時に参加者の中に家庭訪問の必要性を感じる対象者がいて，訪問にいたる場合もある。いずれにしても保健師による家庭訪問を受け入れてもらえる関係作りが必要となる。特に保健師から訪問を持ちかける際は，対象者が自身の健康問題に気がついていない場合や，気がついていても支援を望まない場合もある。そのため，関係性を築く必要性を理解したうえでコミュニケーション技術を学ぶ。また，多くの場合初回訪問時には対象者の健康状態に関する情報は少なく，対象の属性から考えられる健康状態を予測したり，電話や保健事業参加時に情報収集を行ったりしておく必要がある。しかし，対象者と初めて関わる際に情報収集しようと質問攻めになると，不快な思いをさせてしまう可能性もある。意図的な観察や自然な会話の流れの中で，対象者の健康に関連する情報を収集することができるよう事前にどのような場面でどのような情報収集を行うか計画する。その上で訪問対象者が参加する地域活動に参加し健康状態のアセスメントに必要な情報を収集する。

2）対象者の情報収集

対象者が参加する地域活動に参加し，自己紹介を行う。訪問の承諾を頂いたことについてお礼を述べるとともに再度確認し，対象者の都合に合わせて家庭訪問の日時を決定する。

事前に計画した情報収集の内容や方法に沿って必要な情報を観察や会話を通じて収集する。

3）対象理解・支援計画の立案・デモスト

地域活動参加時に情報収集した内容を確認し，情報を整理する。得られた情報を構造的に整理し，対象者の健康状態をアセスメントし，健康課題を抽出する。

健康課題の抽出に必要な情報が不足している場合は，家庭訪問でどのような情報収集を行うかを考える必要がある。また，明らかになった健康課題に対して家庭訪問で実施可能な支援策を考える。訪問の目的，訪問による支援目標を明確にし，目標が達成できるよう家庭訪問計画を立案する。

家庭訪問の支援計画について目的，目標の妥当性や優先性，実現の可能性を確認し必要に応じて修正する。また，支援計画に基づくデモンストレーションを実施しコミュニケーション技術や方法を確認する。訪問対象者に対して失礼の無いよう言葉遣いや態度に関してもメンバー同士で確認する。

4）家庭訪問の実施

家庭訪問計画に沿って家庭訪問を実施する。訪問目的や目標を達成することに集中せず，対象者の話に耳を傾け支援者としての信頼関係が築けるように真摯な姿勢と態度で臨むことが重要である。

家庭訪問では生活の場に入り，実際の生活の一部を見ることができる貴重な機会である。家の中の様子などから生活状況を知ることができる一方で，プライバシーを侵害しないようまた不快な思いをさせないよう十分に配慮する必要がある。

5）記　録

保健師は事前情報がごくわずかな中で家庭訪問を行う事がしばしばある。

そのため，事前に得られた情報を整理し訪問計画を作成する事で，何を目的にどのような支援を行う必要があるのかが明確になる。自分自身の思考を整理するだけでなく，支援対象者の情報共有や支援の妥当性や有効性を検討する上でも正確にわかりやすく記録する技術が必要である。また，健康状態をアセスメントする上でどのような情報が不足しているかにも気づくことが出きるため，訪問時に対象者からどのような話を伺うかを考えることにつながる。

様式 1-①では事前に得られた情報を整理して記載し，その情報を元に様式 1-②では身

家庭訪問記録１　(対象者の全体像)

学籍番号　　　　　　　　学生氏名

対象者	○○○○	性別：男・㊛	年齢：80代	職業：無職

対象者のふれあい交流参加の動機・きっかけ

家族図

関西

家族構成 ＊同居家族

続柄	性別	年齢	職業	健康状態・その他
義妹の母	女性	80代前半	なし	外出頻度が少なく、二年前に越してきたため、知り合いが少なく外部との交流が少ない。
義妹	女性	不詳	会社員	車を運転している。二軒隣の実家に住んでいる。
甥	男性	不詳	あり(仕事は不明)	

健康状態

既往歴

現病歴
- 高血圧症
- 便秘
- 腎機能低下

介護認定の有無・介護保険サービスなどの利用状況
おそらくなし

住居環境

自宅、近隣を含む生活圏の状況
2軒隣が実家である。最寄り駅である○○駅まで片道徒歩30分かかる。近所に日用品や食料品を買いに行く場所がなく、最寄りのドラッグストアまで10分程度はかかると考えられる。近所の公民館から○○駅までコミュニティバスが出ているが6便/日で最終が17時である。田んぼが多い地区であり、道がなだらかな坂になっている。駅から自宅に帰るときは緩やかな上り坂を登る必要がある。普段リハビリに通われているクリニックは同じ町内にはあるが駅よりも立地が遠い場所にある。

住居の状況・居見取り図

身体機能と基本的な日常生活動作など
歩行機能はふらつきや傾きなども見られずほぼ毎日散歩を40分程度されリハビリ施設などへの移動も徒歩であることから歩行機能は正常であると考える。坂を上ると途中で息切れを起こすが疲れたら途中で止まり息を整えることがある。疲れやすさを感じている。
排泄は自力で行えており、食事も自力で準備されていることからADLは自立しているものが多いと考える。野菜の栽培や花の世話をされていることから膝を曲げたり身体をかがませる機会が多いと考えられ、畑を耕す作業以外は全て自力でされているため膝関節は正常に作用することができていると考えられる。
頸椎のあたりが狭窄し頭痛に繋がっていたため現在牽引しに整形外科に通われている。

生活の状況(外出、運動、趣味、経済的状況など)
午前中はリハビリや頸椎の牽引をクリニックでされ、徒歩で外出されている。それとは別にほぼ毎日40分程度散歩をされ、運動を心がけておられる。午後は実家にいる義妹の母や友人のもとへ会いに行かれたり、友人を家に招いている。
趣味として敷地内に植えている野菜の世話やガーデニングを毎朝されている。その他には毎日午前8時より韓流ドラマを視聴するのを楽しみにされていた。
経済状況は実家の敷地であると思われる場所に自宅があり整理整頓されている様子がみられる。

交流の状況(社会参加・コミュニケーション・対人関係など)
ふれあい交流会には毎回参加されており、以前弟が○○に努められていたことから地域の保健師との交流も盛んで、地域の健診や骨折するまでは老人大学にも積極的に参加されていた。ふれあい交流会に参加するように地域の方に働きかけ、日頃お話をしに行かれているとの話からコミュニケーションを図ることが得意であると考える。義妹の母の様子を伺ったり、近隣住民の方との関わりを深くとっている様子から、人との関わりを大切にされている方であると感じた。

対象者の生活史
別紙参照

転倒リスク
- 転倒の既往がある(勝手口からの転落)
- 玄関に段差が見られる。
- 以前めまいがする時があった。
- 疲れやすさを感じている。

転倒恐怖感

転倒チェックリスト(生活環境)
※観察したら□にチェックを入れる

■自宅の安全性
- ☑部屋・居間の整理整頓
- ☑部屋・居間の照明
- □床のカバーリング
- □床の滑りやすさ
- □浴室の物品の探しやすさ・使いやすさ
- □敷地内の安全

■対象者の行動
- ☑注意深い行動
- □適切な履物
- □夜間照明の準備

特記事項
- 免許を持っていない。
- 飲酒・喫煙・間食はしていない。

福岡県立大学看護学部(公衆衛生看護技術論Ⅰ　家庭訪問　様式1-①)

図12　家庭訪問記録(つづく)

家庭訪問記録２　訪問時の状況

実習地域　　学籍番号　　氏名

訪問日	時間

アセスメント

40年前より○○疾患に罹患し入院された経験があり、1年前にも入院されていることから常に病気と身近に接してこられ、健康に対する意識は持たれていると考えられる。以前骨折されてから右手の感覚に違和感があり、手を使うレクリエーションの参加は消極的である。また、最寄り駅まで30分かかる場所で車を持っていないため、あまり外出する機会は少ないと考えられる。一方で外出時に友人に車を運転してもらっており、近隣住民のことを詳しく話されている様子から近隣住民との関係は良好で助けを受けながら生活することができていると考えられる。腕を使わないレクリエーションの参加は楽しんでされており、自宅で毎朝畑の世話をされていることから運動は嫌いではなく、畑仕事で1週間に約28Metsは運動されていることから運動は十分行えていると考える。

加齢変化による骨量の減少に加え、慢性的な疾患を患っておられることで腸管からのカルシウム吸収が減少し、骨吸収が亢進することで骨折しやすくなっている可能性がある。また、蛋白質代謝産物の排泄機能の低下により頭痛や倦怠感を起こしやすくなっている可能性があり、日常生活への意欲に影響する可能性がある。また、循環血液量が増加しやすくなるため高血圧や浮腫も出現しやすくなっていると考えられる。

成人期の頃から疾患により制限がかけられ、骨折や高血圧のリスクを持ちながら独居で生活された中で、加齢変化による転倒リスクが加わると骨折や活動意欲の低下に繋がり現在の生活を維持できなくなる可能性もあるため、転倒や高血圧への対応が求められると考える。

発達段階としては老年期にある。エリクソンによるとこの時期の課題として「統合対絶望」を挙げ、人生を振り返り、価値を見出し満足する一方、身近なものとの別れや役割の変更などにより容易に絶望に傾く時期でもある。ハヴィガーストは老年期の課題として①肉体的な力と健康の衰退に適応②引退による収入の減少への適応③配偶者の死への適応④同年代と親密な関係を構築する⑤社会的・市民的義務の受容⑥肉体的な生活を満足に送れるよう準備をすること、としている。

訪問目的

①地域で生活されている方が学生と話をすることで、自己の生活を振り返り、今できている生活を継続していくために必要な課題や援助方法を検討することができる。
②学生と会話することで信頼関係を築くことが出来る。
③若いころから慢性疾患を患いながら独居で生活されている○さんが学生と話をすることで自己の生活を振り返ることができる。

援助目標

長期：これからも機能の低下や心身機能の著しい低下を起こさずに自分らしく生活を行うことができる。

短期：今の生活について話すことで今の生活と健康を結び付けることができ、今後も続けていこうと意識することができる。

訪問時の状況	判断	援助の内容	対象者の反応
会話をし始めると生活歴や既往歴について詳しく話された。思い出されたことから時系列関係なく話されていた。「病気の事を詳しく話すのは初めてだ」「過去の事は振り返らないようにしている」と仰っていた。	学生のためを思い、今まで話して来なかったことも思い出して話してくださったのではないかと感じた。息もつかないくらい話が続いたため、予測であるが心に秘めてたことをずっと話したかったのではないかとも感じた。	話を傾聴し相槌を打ちながら、話してくださったことへの感謝を伝えた。	「こんな事ばかり話していいのかしら」と発言されながらも、自らの生活史について詳しく話してくださった。○さん自身がその時に感じた思いなども一緒に話してくださった。
自らが実践されている食事療法について実物を見せながら詳しく説明してくださった。「私はだれよりも食事管理に気を付けている」と仰っていた。顔は自信にあふれておりきっぱりと発言されていた。	長期に渡り慢性疾患と付き合う中で食事管理をずっと続けてこられ、そのことに誇りを持たれているように感じた。方法も私たちが調べていたこと以上のことを工夫されながら実践されているように感じた。	○さんが減塩などの食事管理を続けることができていることを労い素晴らしいと感じていることを伝えた。また、私たちが事前に調べた食事療法と一致している部分があることを伝えた。	「私たちが調べたことと同じことを実践されててすごいです」と伝えると嬉しそうな様子だった。かかりつけ医にも褒められることを嬉しそうに話してくださった。
血圧や体重を定期的に測定し、今までの検査値を全てファイリングしたものを見せてくださった。 服薬管理のためのボックス・お薬手帳を見せてくださった。	健康に対する意識がとても高く、これからも健康に生活するためにとても努力されている方であると感じた。食事療法も含め疾患に対する知識が高く、上手く付き合いながら生活が出来ている方だと感じた。	記録を付けられていること、残していることがすごいと伝えた。食事管理も含めて、中々出来る事ではなく実践されているTさんは素晴らしいと思っていることを伝えた。	笑顔を見せながら、記録をきちんととっているのは、比較し、いつ何が悪くなったのか・良くなったのか比較できるようにするためであると教えてくださった。
学生のために坂の上にあるコンビニまでドーナツとヨーグルトを買いに行き用意してくださった。生活の中で、近隣住民と積極的に関わる様子や、義妹の母に訪問に行かれていた。	人を大切に思い関わることができるすばらしい方だと感じた。疾患の体験から人との繋がりの大切さを学ばれたからではないかと思った。	私たちを思って準備してくださったため、ありがたく頂いた。人と積極的に関わる様子から優しい方であると感じたため率直に伝えた。	私たちが食べる様子を嬉しそうに見ていた。今後も周りの方と仲良く生活していきたいと今後の希望を教えてくださった。

訪問計画

①挨拶をし、自己紹介、訪問の目的(保健師になるための学習として、独居で生活されている高齢者に気を付けていることや困っていることを教えていただきたいこと)、訪問の時間を伝える。言葉遣いや作用に気を付ける。お話を伺う際、メモを取らせて頂けるよう了承を得る。お話中は表情や身体の動きなども同時に観察する。
②血圧・脈拍測定、生活する中で倦怠感や頭痛などによる身体の不調はないか確認する。
③既往歴をお聞きし、その流れで生活歴を確認する。その時々で何を感じていたのかお聞きする。年齢や家族構成・職業も
④服薬状況や利用されている社会資源について聞く。かかりつけ医・病院への行き方・頻度など
⑤現在の1日の流れ(外出状況・手段・夜間の状態など)・習慣をお聞きし、生活するうえでの悩みや不安を傾聴する。近隣住民や家族の方などとの関わりを聴く。趣味や今楽しみにされていることを聴く。
⑥今健康について気を付けていらっしゃることを聴く(食事・運動)
⑦気を付けておられることに対してポジティブフィードバックを行う。
⑧今後どのように生活していきたいと思っているのか、地域に対しての要望、生きがいなどをお聞きする。
⑨住環境(家屋の間取り、段差、風呂場、トイレ、階段などの安全性、自室の有無と場所)をさりげなく観察し転倒のリスクがある場所がないか確認する。
⑩本日の訪問のお礼(様々なお話を聴かせて頂きとても勉強になったこと、これらを学校に持ち帰り次回の健康教育に活かして地域に還元していくこと)を伝え、次回の健康教育の日時を確認して自宅をでる。

考察

家庭訪問で○さんに生活史や今までの既往歴を話していただくことで、今とても健康に気を付けて生活できているのが長期間慢性疾患と付き合いながら生活する中で、自己の健康を維持するために結婚や食事などの普通に生活していたら問題なく選択できることも諦めたりされながらも精一杯努力して生活されてきたことが分かった。そのため訪問目的③は達成できた。

生活史を話される中で今まであまり人にいってこなかったことを話してくださった。食事療法について私たちが調べてきた減塩方法や食事制限と同様の事を行っていると伝えると嬉しそうな反応が見られ、検査値のファイルやお薬手帳などを用いながら詳しく説明してくださったこと、これらの事についてポジティブフィードバックを行った際の笑顔などから信頼関係は訪問時より深まったと考えられるため、訪問目的②は達成された。また、ポジティブフィードバックにより、○さん自身が今できている栄養管理が適切である事を再確認されている様子やかかりつけ医の診察の際度々話をされている様子から自己の生活が健康と結びついていることを理解されていると考えられるため、短期目標は達成されたと考えられる。○さんは独居で普段の生活を全て見ている人がいないため、今後も健康を意識した生活が遅れているか定期的に観察し、○さんに還元することで継続を目指す必要があると考える。

○○機能の検査値をみると正常範囲内より高値であるが大きく逸脱はしておらず、浮腫や頭痛などの○○疾患の症状も出現していないため小康状態を維持することが出来ていると考えられる。また、日頃から散歩をされており、ADLを自立させながら野菜作りや花の世話をし、近隣住民との関わりも大きく地域活動に積極的な様子から、大きな心身機能の低下は起きていないと考えられる。しかし、内服をされていたり疲れやすさを感じることから○○疾患の影響も少なからずあると考えられ、骨吸収の亢進により骨折がしやすい状況で、過去に骨折の既往があり降圧剤・抗精神薬の内服もみられるため、今後も長期目標が継続して達成されるように対策を講じる必要があると考える。

訪問目的①については、今回が初回の訪問ということもあり一人暮らしによる何か起きた時の不安があることや転倒リスクを抱えて生活されていることなど課題を把握することが精一杯で、援助方法の検討までいくことができなかったため、今後の訪問から徐々に検討していく必要があると考えられる。

3

福岡県立大学看護学部(公衆衛生看護技術論Ⅰ_家庭訪問　様式1-②)

図12　家庭訪問記録（つづき）

家庭訪問記録 3

地区(春田地区)

訪問年月日　　同行学生

前回訪問後のアセスメント　別紙参照

今回の訪問目的
①前回の訪問でリスクがあると思われた転倒について話を伺い、以前骨折された際の状況や姿勢、履物などを確認し、現在転倒に対して気を付けていることについて学生に話すことで、○さんが転倒に対する意識を振り返ることができる。
②○さんが抱える一人暮らしで何か起きたときが心配という不安に対して日々定期的に訪問される方や連絡を取られている方がいるのか振り返ることで、不安に対して対処できていることとできていないことを振り返ることができる。

援助目標(短期目標)
①骨折や転倒に対して振り返ることで転倒リスクに気づくことができ、改善策を一緒に考えることができる。
②周囲の方と定期的に関わる機会があるか振り返ることで不安を軽減することができる。

訪問計画(予測される援助や援助を行う上でさらに必要となる情報)

学生の学び
今まで家庭訪問と聞くと、わざわざ伺って話を聞かせて頂くので何かしなければと思いがちであったが、今回の家庭訪問から初回訪問時はお互いに関係性ができていない状態であるので、初回訪問では信頼関係を構築することをまず大切にしなければいけないということを学んだ。また、私たちは学生で学びを得るために訪問させて頂くという姿勢を忘れずに訪問を行うことが大切であることを学んだ。
今回、事前にふれあい交流会に参加させて頂き、訪問先の方とお話をし情報をとる場面があったが、事前に何を聴くのか考えていたものの、いざその場面になると本当に聞いてもいいのか躊躇してしまったり、聞くのを諦めてしまうことがあった。そのため、事前に聞くべき情報が十分に取れておらず、訪問前のアセスメントが不十分になってしまうことがあったため、年齢や家族構成など必要最小限の情報は聞く必要があるのでもっと事前に考える必要があったと感じた。
今回の訪問させて頂いたTさんは長期に渡り疾患と付き合って生活され、健康に対して強い関心を持って生活されている方であった。そのことが素晴らしくお伝えするとすごく嬉しそうな様子がみられ、そこから何か頑張って生活されている方を肯定して頑張りを認めることはその方の自己肯定感に繋がるため大切なことであると感じた。また、訪問時はつい情報を得るために質問ばかりしてしまいがちであるが、訪問は対象者のニーズや潜在的顕在的な健康課題を把握するためにあるものだと感じた。

担当教員コメント

学籍番号　　氏名

訪問時の状況	判断	援助内容・相手の反応
(健康状態(身体・精神・心理的側面等)、日常生活の状況(食事・睡眠・家族関係・近隣との関係等)、社会的条件(環境・社会資源の状況等))		

福岡県立大学看護学部(公衆衛生看護技術論Ⅰ 家庭訪問 様式1-③)

図 12　家庭訪問記録(つづき)

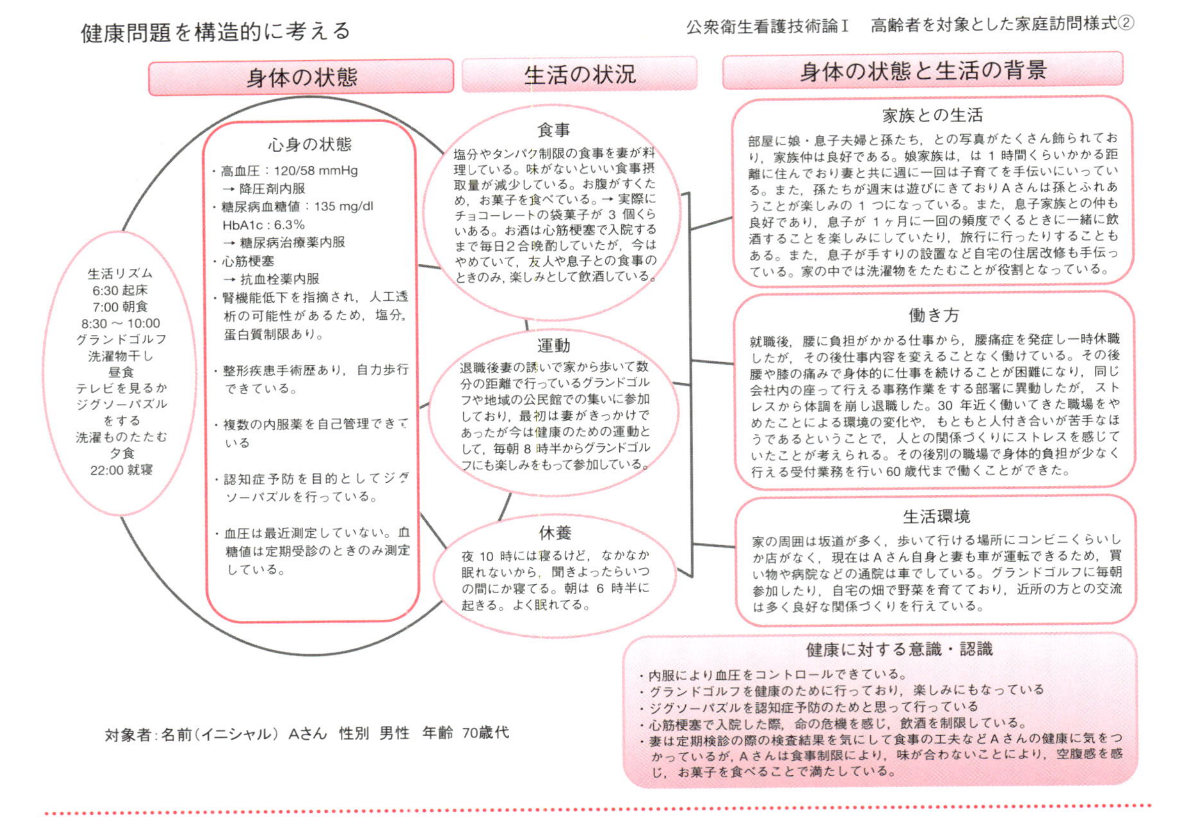

図 13　健康問題を構造的に考える（健康問題の所在を考える視点とその構造 松下拡を参考に作成）

体的心理的社会的健康状態をアセスメントする。事前に得られる情報は少ないため，生理学的な知識や看護の知識，発達段階などの既存の理論等を活用し健康課題を考える。健康課題に対して課題を解決するための訪問目的・援助目標および訪問計画を記載する。

訪問時の状況は，訪問計画で目標に挙げた援助について記載する。また，訪問で新たに分かったことや健康課題につながる情報を記載する。

訪問後は様式 1-③を記入する。家庭訪問で追加された情報を統合し，改めて対象者の健康課題をアセスメントする。また，今後継続支援を行う事を仮定し再度訪問目的，援助目標，訪問計画を立案する。また，訪問を通して学んだ事を記載する。

その訪問実施後は，伺った話の内容を整理するために様式③対象者の生活史を記載する。これまでどのような生き方をしてこられたのか，現在の健康状態や生活のありようにつながる信念や思いを理解することにつながる。また，身体的状態や生活の状況その背景については様式②に記載する。現在の健康状態がどのような生活状況から起こっているのか，また現在の生活状況の背景となる事柄を関連させて考えていくことが重要である。

4. 評　価

評価は様式④を用いて①支援計画の評価（プロセス評価），②家庭訪問実施評価（実施

	評価の視点	評価	評価の根拠となる情報	今後の課題
計画（プロセス）評価	支援計画の目的・目標と対象者のニーズや健康問題の所在は一致していたか	対象者についての理解を深めるた．めに情報を収集するとともに，対象・者の不安の表出を促すことができた。また，現在努力していることを一緒に確認し，本人もそれに納得している様子が見られたため，目的・目標設定は適切であったと考える。	・独居であり，「何かあったときに自分で対応しなければならないので不安。」と不安について述べることができた。 ・食事の内容について進んで話し，「A さんがこうやって毎日頑張ってらっしゃるから，生活が続けられているのですね。」との私たちの言葉に対し，頷いて「元気に過ごすために頑張っている。」と発言された。	・今の生き生きとした生活を継続するために，転倒を予防することや緊急時の対応を整備することなどについても目的や目標に盛り込んでいく。 ・今回把握した健康問題を今後どのように補強していくのか，現在できている健康行動を継続させていくのか対象者と一緒に考える必要がある。
	支援計画の内容や方法は適切だったか	・必要な情報を収集しつつ，本人の自主性を尊重したかかわりができたため，内容や方法は適切であったと考える。 ・健康課題を把握し信頼関係を構築するという目的が達成されたため適切だと考える。	・計画の順番から前後したことはあったが，何について尋ねるか前もって決めたことにより，まんべんなく情報を収集できた。 ・「こんなことを話したのは初めて」と発言され，対象者の健康行動をポジティブフィードバックすると嬉しそうな様子がみられたため。 ・A さんの食事内容について尋ね，私たちが学習した内容と照らし合わせることにより，一方的な説明の形にならず，A さんの自主性を尊重することができた。	・知りたい情報を計画に詳しく記述する。 ・一方的な支援にならず，本人の自主性を尊重することは今後も継続する。 ・ポジティブフィードバックは続けつつ，転倒時の状況については再度話を聴く必要があると考える。
	支援計画の評価の時期や観点・指標，方法は適切だったか	振り返りをもとに，今後の支援の方向性を考えられたため，適切であったと考える。	・訪問後すぐに実施した支援の内容や対象者の様子について振り返りを行うことで，今後の支援の方向性を考えることができた。	・潜在的なものについては転倒リスクが見つかったが他にもある可能性があるため今後も観察する。援助方法は今後検討する必要があると考える。
実施評価	支援に対する反応はどのようだったか	・支援に対する反応は良好だった。 ・お話を聞かせて頂くなかで傾聴やポジティブフィードバックをしていった。傾聴の中で学生がその時どう思われたのか質問することで振り返らないようにされてた過去について考え勇気をもって話をされた様に感じた。ポジティブフィードバックではされてたことを肯定したり素晴らしいと伝えることで嬉しそうな様子や自己肯定感が高まつたような反応が見られた。	・笑顔が多く見られた。 ・塩分などの制限を徹底して行つていることが今の生活に繋がっていると伝えることで，頷く様子が見られたり，「元気に過ごすために頑張っている。」という発言が得られた。 ・「自分のことについて話しすぎたかねえ。」という発言が聞かれたため，否定しながら話してくださったことへの感謝の気持ちを伝えたが，その後も同じような発言が聞かれた。	・A さんから話を聞いてすごいと感じたことなどはそのまま本人に伝えていく。 ・前もって，気にせずに思ったことをそのまま話してほしいと伝える。そして，本人が話すことを受け止める。
	支援に対する満足度はどうだったか			
	支援方法に対する反応はどうだったか			
結果（アウトカム）評価	支援計画の目的や到達度をどの程度達成したか	・目的について，生活する上での不安について知ることができたが，生活上の課題や必要な支援を一緒に考えるまでは至らなかった。 ・信頼関係を築くことができた。 ・A さんの食事や服薬の徹底した管理が生活の継続に結びついていることを確認し，自信の獲得に繋がった。	・独居であり，「何かあったときに自分で対応しなければならないので不安。」との発言が聞かれた。 ・いつもは考えないようにしていることを話してくださった。 ・「A さんがこうやって毎日頑張ってらっしゃるから，生活が続けられているのですね。」との私たちの言葉に対し，頷いて「元気に過ごすために頑張っている。」と発言された。 ・不安や潜在的課題（転倒リスク），今後の希望などは明らかになったが，知識が十分ではなく，時間もなかったことから検討までいかなかったため。	・A さんの不安に対するアプローチを行っていく。 ・前回転倒した場所や状況を詳しく知り，転倒に対する本人の意識を確認する。 ・今回把握することのできた課題を踏まえて，次回の訪問時はその課題がどのような状況で出現するのか，リスクとなる要因は何があるのか，優先順位はどれなのかについて一緒に考えていく必要がある。

図 14　家庭訪問評価様式④

評価），③家庭訪問の成果評価（結果評価）を行う。

支援計画の評価：対象者の健康状態に関連する情報を収集できたか，健康状態のアセスメントは適切であったか，援助目的や目標は適切だったか。

家庭訪問実施評価：訪問計画に沿って支援を実施できたか，支援技術は適切に行えたか。

成果評価：家庭訪問によって変化は見られたか（目標の達成度，主体性，力量形成）。

訪問計画，実施，結果，すべての段階で訪問時の対象者の発言，表情，ジェスチャーなど根拠を示しながら評価を実施する。

5. 演習後の展開

公衆衛生看護学実習では，実際に保健師が訪問する対象者の情報収集―アセスメント―健康課題の明確化―支援計画―訪問同行―評価を実施する。

演習で学んだ個別支援の知識や技術を活かし，実際の訪問対象者の個別支援プロセスを経験し基本的な知識と技術を再確認するとともに，困難事例などの支援の実際も学ぶ。

表　家庭訪問学習プログラム（つづく）

回	■テーマ　★ねらい・学習目標	方法	■プログラム
1	■高齢者の家庭訪問について ★高齢者の一般的な健康状態を理解する。 ★家庭訪問依頼時に家庭訪問を受け入れて頂けるよう関係性を築くためのコミュニケーションを学ぶ。 ★対象理解のための情報収集の視点と方法を理解する。	講義・GW	・高齢者の健康状態 ・訪問協力者の対象理解に必要な視点と情報収集の方法 ・家庭訪問の約束について
2	■家庭訪問：対象理解 ★事前に得た情報を共有し，構造的に整理した上で，健康状態をアセスメントし，健康課題を抽出する。 ★対象理解や健康課題を抽出のために不足している情報を確認し，訪問時の情報収集の方法を考える。 ★対象者の健康課題に対して家庭訪問による支援計画を立案する。	GW	・情報共有 ・情報の構造的整理・アセスメント，生活史，健康観，健康状態（身体，精神，社会），生活状況，生活に影響する社会的背景を整理 ・健康課題の抽出 ・支援計画立案
3	■高齢者の家庭訪問：支援計画立案・デモスト ★家庭訪問による支援計画について，目的・目標の妥当性や，優先性，実現性などを確認し修正する。 ★家庭訪問のデモストを実施し，コミュニケーションの技術や方法を確認する。	GW	・家庭訪問計画の確認・修正 ・家庭訪問のデモスト
4	■家庭訪問	訪問	・学生による家庭訪問の実施
5	■家庭訪問の評価 ★家庭訪問の状況を加味し情報を構造的に整理する。 ★訪問計画の実施状況や対象者の反応を振り返り，支援方法や支援内容について評価する。	GW	・情報共有 ・情報の構造的整理 ・対象理解 ・訪問（支援）計画の評価

表 家庭訪問学習プログラム（つづき）

回	■テーマ ★ねらい・学習目標	方法	■プログラム
5	★保健師が行う家庭訪問の意義や特徴を考える。 ★対象者の健康状態を改めてアセスメントし，潜在的・顕在的健康課題を明らかにする。 ★今後の支援の方向性を考える。	GW	・再アセスメント ・今後の支援計画
6	■発表準備 ★生活史や健康観，健康状態に影響する生活状況や生活環境について主観的・客観的事実を押さえ，構造的に整理した情報から健康課題を抽出する。 ★予防的視点での支援や家族単位での支援，対象者が気付く支援，セルフケア能力の向上に資する支援について考える。 ★今後の支援の方向性と支援方法を考える。	GW	
7	■家庭訪問事例の発表 ★情報収集→情報の構造的整理→対象者の内面も含めた多面的理解→健康状態のアセスメント→健康課題の抽出→訪問（支援）計画→家庭訪問→評価→再アセスメント→支援計画の修正 といった一連の過程を体験し，家庭訪問による個別支援の看護展開を理解し，家庭訪問における技術を身につける。	発表 GD	1. 訪問前の対象理解 ①事例概要 ②アセスメント ③健康課題 ④支援計画 2. 訪問後の対象理解 ①生活史 ②健康観 ③健康状態 ④生活状況 ⑤再アセスメント ⑥健康課題 ⑦今後の支援計画
8		発表 GD	
9	■家庭訪問評価の発表 ★家庭訪問の評価の視点と方法を理解する。（プロセス評価，影響評価，結果評価） ★訪問事例を通して家庭訪問の評価を実施することで，個別支援の PDCA サイクルを理解する。	発表 GD	■発表内容 1. 訪問時の状況 ・事例概要 ・支援計画 ・支援内容 ・対象者の反応等 2. 評価 ・健康状態をアセスメントできたか（訪問前・後） ・援助目標や目的の妥当性 ・支援方法・技術の妥当性 ・支援の効果（目標達成度，主体性，力量形成） ・残された課題と今後の支援
10		発表 GD	

10章 集団支援技術
―健康教育―

1. 学習目的

公衆衛生看護活動における地域住民が健康課題を主体的に解決することを目指した集団・組織への支援方法を学ぶ。

2. 学習目標

1) 地域で生活する対象の身体的・精神的・社会的背景（からだの状態・生活の状態・からだと生活の状態の背景）をアセスメントし，地域の健康課題を抽出するまたは明らかにできる。
2) 地域の健康課題解決を目指した集団へのアプローチの方法を理解することができる。
3) 日常の保健活動で感じた地域住民の話したこと，行動から，地域の実態把握を行うことができる。
4) 健康教育において対象集団の特性に合わせた目標設定，内容や方法を検討する際，理論を活用しPDCAサイクルの展開を理解することができる。
5) 地域住民が健康課題を主体的に解決することを目指した，地域の地区組織活動との支援を理解することができる。

3. 健康教育と学習

健康教育とは，「自らの健康状態を自覚して，健康実現を図ることのできる能力を身につけるための学習を支援する営み」と松下は述べている[1]。健康教育は，対象者が自身の健康状態を理解し健康問題を解決するために必要な知識や技術を獲得して，解決に取り組む学習を支援する活動と捉えることができる。また，対象が，「個人・家族」だけでなく，「集団」または「地域」も視野に，ヘルスプロモーションとしての政策を展開する活動も含まれる。

学習とは，学習者自身が行う行為であり，学習者の自らの健康状態を自覚して健康実現を図る能力を理解して考え主体的に取り組むことを身につけるための行為である。

教育は教育者による人々の学び方とその学びの過程を支援する営みである。学習者の

「やりたいこと」,「夢」を実現する手段や方法，道筋を自ら見出し目標に向かって歩んでいくために，本人のもっている能力を引き出し，発揮させて，自らが主体的に行動していけるようにする。また，教育者は，学習者の学習意欲を刺激して，もっている能力を十分に活用して行動を起こす「やる気にさせる」ことも必要である。

4. 学習プログラム

1）公衆衛生看護における健康教育の特性理解

地区組織活動のグループとしての成長や発展過程を理解することができる健康教育の目的は，現在の健康状態や生活，生活行動様式（ライフスタイル）をより良い状態や状況に変えていくことである。人々の健康を保持・増進することで，自分のやりたいことや夢など自己実現が促進され，QOL（生活の質）の向上につながっていく。個人の健康の保持・増進は，集団や地域の健康レベルを高めていくことである。そのため，健康教育の対象理解は，各ライフステージにおける健康課題と合わせて，対象者の生活と健康の関連をアセスメントすることが重要である。

公衆衛生看護における地域の健康課題解決を目指した集団支援方法として，行動変容をめざして態度に働きかける理論を活用し，グループ支援と地区組織活動支援を学習する。

2）対象理解

対象者が参加する地域活動を運営している担当者から，対象者が参加している地域活動の過程や状況等を事前に説明を受ける。その後，対象者が参加している地域活動に参加する。その事前学習として，今回の健康教育対象は高齢者の集団であるので，対象者のありのままの生活を理解し対象理解を深めるため，一般的な加齢に伴う健康課題の発生メカニズムを確認する（図 15）ことと，対象者の健康課題や保健行動を把握する情報収集の具体的な方法を検討することは重要である。

担当者や地域活動のお世話役の地域住民と大まかに健康教育のテーマを地域活動参加前に決めておく。地域活動参加時に健康教育のテーマに沿った必要な地域住民の健康課題や保健行動について観察や会話を通じて情報収集する。

3）健康教育の企画立案・デモスト

対象者の実態から健康課題を検討し，テーマに関する情報（医学的情報・生活や保健指導に関する情報等）を収集し基礎知識を確認しながら，健康教育のテーマを最終決定する。

生活と健康課題の発生メカニズムと関連要因を考え，どのような保健行動をとることが重要であるか，そのためには，どのような支援が必要であるか健康ニーズを検討する。

また，疾病や障害の予防のために，どのような健康行動をとることができるようになることが重要かを考え，健康教育がめざす目的と今回の健康教育の到達目標を検討する。

目的・目標を踏まえ，行動変容をするために必要な教育内容（知識・技術）を精選する。そして，その効果的な教育の展開（導入・展開・まとめ）を検討し，媒体・シナリオを作成する。この企画書に基づいて，デモンストレーションを実施し，効果的な媒体であるか，

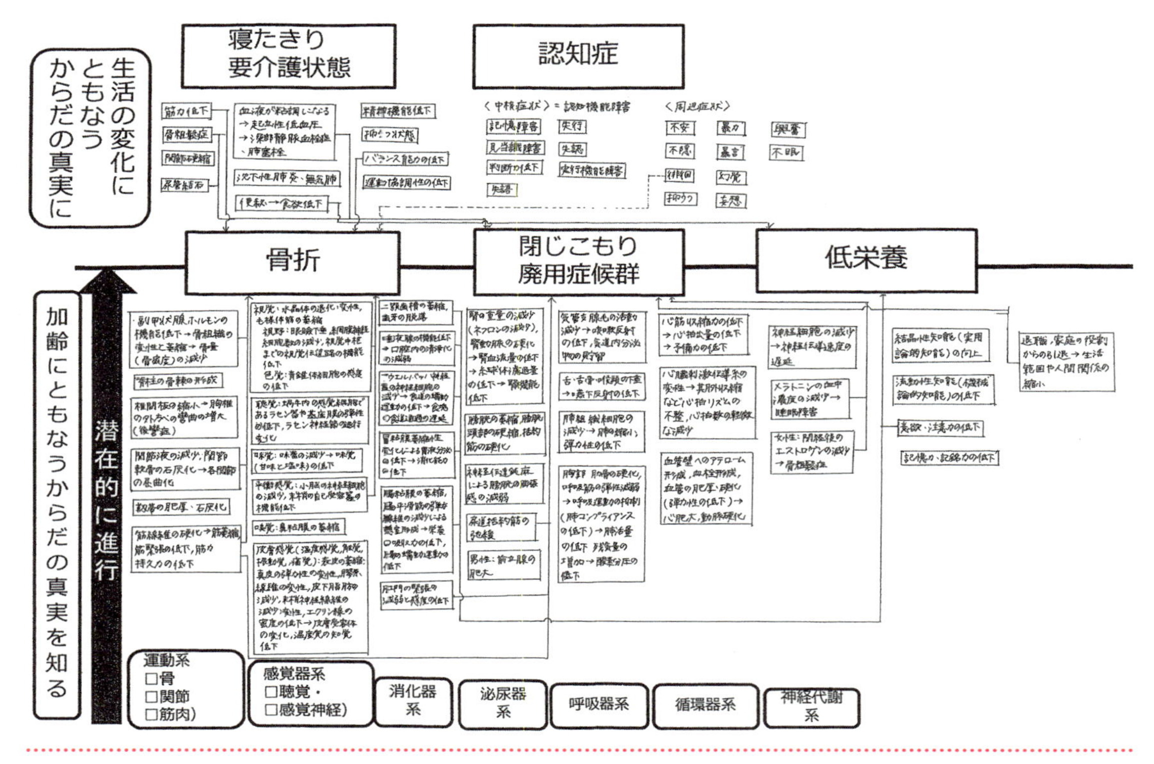

図 15　高齢者の加齢変化による関連図例

理解しやすいシナリオになっているか確認し，そして住民が主体的に参加できるような働きかけが行われているか工夫をする。

話しかけ方は，住民にとって聞き取りやすく，理解しやすいようになっているか確認したうえで実施する。実施グループメンバー同士で練習し，目的・目標が達成するように準備する。

事例（図 16）の熱中症予防の健康教育計画は，対象の理解として対象者の生活を情報収集し，生活をアセスメントしており，さらにその地域の保健統計から地域の特性を考え，対象者の健康課題を捉えている。そして，対象の健康課題から，対象者の健康ニーズと今回の健康教育の目的・目標を導き出している。健康教育の展開では，対象者が行動変容できるよう対象者の生活の場面で具体的な方法を提案している。

4）健康教育の実施

対象者が参加する地域活動に事前に参加した時，会場の状況を情報収集しておき，話す立ち位置や媒体の貼付場所等会場設定についても企画書に沿って行う。そして住民が話を聴く態勢が整っていることを確認し健康教育を実施する。

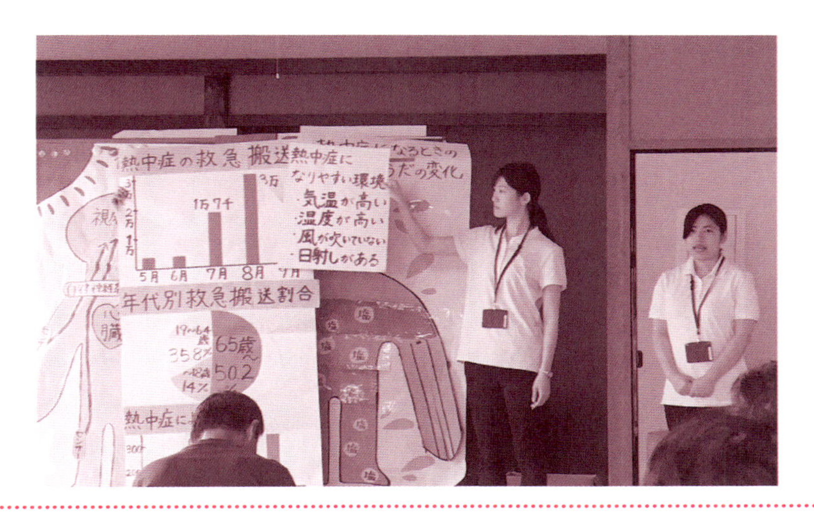

写真 8　健康教育実施の様子

5. 評　価

①計画評価（プロセス評価）②保健指導の実施評価（実施評価）③保健指導の効果（結果評価）の観点から実施する。健康教育の企画立案の段階で，評価の基準となる評価指標の設定，評価方法など評価計画を検討し作成する。健康教育を振り返り，評価計画に沿って評価を行う。

健康教育の実施・評価は，健康教育実施後に時間を設け，全グループの健康教育の企画や実施，評価についてグループ発表とディスカッションを行う。

事例（図 17）の熱中症予防の健康教育の評価は，健康教育計画書で設定した目標と，評価指標から成果が得られたかを対象者の反応などから具体的に検討している。

6. 演習後の展開

公衆衛生看護学実習では，実習市町村で実際に，母子や高齢者を対象に健康教育を実践する。演習で学んだ健康教育の知識や技術を活かし，基本的な知識と技術を再確認する。

また，一次予防・二次予防・三次予防の視点を軸に公衆衛生看護における事業としての健康教育の位置づけを学習する（図 18）

健康教育計画書

実習施設名（　○○集会所　）　　　　　　　　　　学生名

1　健康教育名　　熱中症予防について

2　健康教育の必要性

（1）　関連する法律

健康増進法第十七条：市町村は、住民の健康の増進を図るため、医師、歯科医師、薬剤師、保健師、助産師、看護師、准看護師、管理栄養士、栄養士、歯科衛生士その他の職員に、栄養の改善その他の生活習慣の改善に関する事項につき住民からの相談に応じさせ、及び必要な栄養指導その他の保健指導を行わせ、並びにこれらに付随する業務を行わせるものとする。

（2）　地域の健康課題との関係

平成 27 年度の熱中症による全国の救急搬送状況は、6 月で約 2,650 人、7 月で約 17,700 人、8 月では 30,879 人、9 月になると 1,400 人であり、7 月と 8 月で急激に増加する。そのため、特にこの時期に熱中症に注意する必要すると考える。また、平成 27 年度の 6 月～9 月の熱中症による救急搬送者の内訳では高齢者が 50.2%で半数を超える。さらに熱中症による死亡数は総数 968 人のうち、65 歳以上が 781 人で 8 割を超えている。このことから、高齢者では重篤な症状が起こりやすく、死に至ることもあるため、重要な健康問題であると考える。

この理由として、加齢に伴う身体変化が関連していると考えられる。高齢者の特徴として、皮膚の温度感受性の鈍化、熱放散能力の低下、体内水分量の減少があげられる。通常皮膚に存在する温度受容器が暑さを感知すると、その情報は脳の視床下部にある体温調節中枢に伝達されるが、老化に伴い温度感受性が鈍化することと神経伝達速度の低下により自律性体温調節の反応に遅れが生じる。自律性体温調節により皮膚血流量や発汗量が増加すると熱放散が促進されるが、加齢変化により自律性体温調節が遅れると熱放散が抑制されるため、体内に熱がこもりやすくなり深部体温がより上昇しやすくなる。また、通常成人で体内の水分量は約 60%であることに対して、高齢者では約 50～55%と少ない。体内の水分量の減少は熱放散反応の低下につながるため、高齢者が若年者と同程度に発汗すると脱水状態に陥りやすくなる。そのため、高齢者では環境や行動の要因に加えて、特に加齢に伴う身体変化を踏まえて熱中症に注意する必要がある。

地域の人口統計をみると、A 町の人口は 21,000 人中 65 歳以上の人口は 8,300 人、高齢化率は△△.△%（平成 ZZ 年度）であるのに対し、N 地区では人口 310 人中 65 歳以上の人口は 120 人で高齢化率は ××.×%（平成 ZZ 年度）と特に高い。このため、特に高齢者に対する熱中症への予防対策が必要であるといえる。

（3）対象者の生活状況や健康意識

「月 1 回の高齢者サロンが楽しみ」と発言があり運動習慣の少ない方が数人いらっしゃるが、N 地区では農家が多く、日中外で過ごす時間が長い方や日中グランドゴルフや卓球をして過ごす方が多い。このことから、熱中症が起こりやすい環境や行動のリスクがあると考えられるが、身体面としては普段から運動習慣があることで自律性体温調節機能が良好で暑さに適応しやすいとも考えられる。

対象者から熱中症について知りたいという発言があったことから、関心を持っており、これは対象者の強みであると考えられる。しかし、熱中症についての知識や予防の実践は不明であるため、知識を再確認し、行動を後押しする必要があると考える。

図 16　熱中症　健康教育企画書（つづく）

（参考・引用文献）

1）厚生労働省　人口移動調査

2）厚生労働省「平成 25 年簡易生命表」

3）平成 25 年厚生労働省「国民生活基礎調査」

4）厚生労働省「平成 28 年度国民生活基礎調査」

5）日本整形外科学会によるインターネット調査

6）公益社団法人　日本整形外科学会

7）県民健康づくり調査

8）大江隆史、ロコモティブシンドロームとは―今はなぜロコモか、診断と治療　Vol. 98-no. 11 2010(19)

9）吉村典子、高齢者の運動器障害の疫学・現状、診断と治療 Vol. 98 no. 11 2010(25)

3　企画

（1）　テーマ　今日からはじめる熱中症予防！

（2）目的及び到達目標

目的：具体的な予防方法について知り、今後の生活の中に取り入れることで熱中症にならずに過ごすことができるようになるため

目標：

①熱中症のメカニズムや症状、具体的な予防方法について理解することができる。
②熱中症予防に取り組もうという意欲を高めることができる。
③熱中症の予防行動を日常生活や運動時に実行することができる。

（3）主催　　B 大学看護学部看護学科 4 年生 2 名

（4）対象者及び募集方法

対象者：N 地区高齢者サロンに参加している高齢者（年代：70～80 代　人数：10～15 人程度）
募集方法：N 地区高齢者サロンの世話役から声をかけて

（5）日時

平成 YY 年 zz 月 x x 日（月）10：00～10:30

（6）開催場所

N 地区集会所

（7）参加者の主体性への配慮

・高齢者が実施可能な予防方法や対処方法を提案する。

・クイズや問いかけを取り入れ、対象者が自身で考えることができる機会をつくる。

（8）評価の視点及び方法

別紙評価表参照

4　実施計画

時間	ねらい	教育内容	留意点	教材・媒体
導入5分	1.この時期に熱中症が多いこと、高齢者がほかの年代と比べて熱中症になりやすいことを伝え、興味を持ってもらうため。	<挨拶> 挨拶し、テーマを伝える。	はっきりと大きな声で笑顔で話す。	

図 16　熱中症　健康教育企画書（つづき）

展開 25 分	高齢者がほかの年代と比べて熱中症になりやすいが、予防可能であることを伝え、前向きに参加してもらうため。	＜熱中症のなりやすさ＞ ○発生状況 月別の救急搬送状況や高齢者の割合、死亡の割合を伝える。	この時期に最も熱中症が発生しやすいことと、対象者にとって身近な問題であることを伝える。 媒体を終始掲示し、視覚的に認識してもらう。	模造紙 発生状況のグラフ
		本日の教育内容の流れを伝える。 ・熱中症が起こるメカニズム ・熱中症の症状と対応方法 ・熱中症の予防方法		
	この時期の環境と熱中症にどのような関係があるかを知ってもらい、この時期に最も熱中症の注意が必要であると印象づけるため。	＜熱中症が起こる要因＞ ・環境 気温、湿度、風、日差し、閉め切る屋内	高齢者が熱中症になりやすいと伝えたことで、対象者が不安だけを感じないように、熱中症は予防できるものであることを伝える。	
	自分の熱中症に関する知識がどの程度あるかを知ってもらうため。	＜○×クイズ＞ １．熱中症予防では喉が渇いてから水を飲めばよい。(×) ２．汗をかいた時には乾いたタオルで拭くより、濡れたタオルで拭くのがよい。(○) ３．屋内では熱中症にかからない。(×)	クイズの際には答えだけを伝え、説明は＜熱中症が起こるメカニズム＞の展開の中で行う。	画用紙 クイズの出題 ○×の札
	なぜ熱中症が起こるのかを知り、またなぜ高齢者で特に注意が必要なのかを理解してもらうため。	＜熱中症が起こるメカニズム＞ ・体温調節のしくみ ・体温上昇を抑えるしくみ（クイズ Q2 の解説） ・熱中症が起こるときのしくみの身体の変化 これらを順に比較しながら説明する。 ○高齢者の場合 ・皮膚の温度感受性の鈍化 ・熱放散能力の低下 ・体内水分量の減少	専門用語ではなく、高齢者の方にも理解しやすい言葉で伝える。 模造紙は絵を用いて視覚的に分かりやすいようにする。 高齢者で特に熱中症にかかりやすいため、日ごろからの予防がより大切なことを伝える。	模造紙 ・体温調節のメカニズムの絵 ・熱中症が起こった時の体の絵
	熱中症の症状について知り、対応することができるようになるため。	＜熱中症の症状＞ ・症状、対応 重症度別の症状 Ⅰ．めまい、立ちくらみ、顔面蒼白、呼吸数の増加、腕や脚の痙攣 →涼しい環境への避難、脱衣、冷却、水分・塩分の補給 Ⅱ．全身倦怠感、吐き気、頭痛、失神、体温上昇、皮膚の冷感、 →ショック体位 Ⅲ．意識障害、ふらつき、過呼吸、発汗 →救急車を呼ぶ	熱中症の症状には自覚できるものもあることを知ってもらう。 メカニズムと関連させながら、ポイントを押さえて対応方法を説明する（環境・行動）。	配布資料あり
	自分でも行える簡単な熱中症予防の方法があることを知ってもらい、日常生活や運動などの際に取り入れてもらうため。	＜熱中症予防の具体的な方法＞ 水分補給・・・（Q1 の解説） 　目安の水分摂取量、こまめな水分摂取、飲み物の種類、運動や外出時の注意点 休息・休憩 服装・・・ 　素材、色（白系）、体温調節しやすい（襟元を開けられる） 帽子や日傘を着用する 環境・・・（Q3 の解説） 　扇風機やエアコンを活用する 　カーテンやすだれの使用により直射日光を防ぐ 　部屋の風通しを良くする	メカニズムと関連させながら、ポイントを押さえて予防方法を説明する（環境・行動）。	模造紙 予防方法（水分補給、休息・休憩、服装、環境） 配布資料あり

図 16　熱中症　健康教育企画書（つづき）

まとめ10分	対象者自身で今後取り入れることができそうな予防方法があるかを考えてもらう。 展開の振り返りを行うことで理解を深める。	＜熱中症のポイント＞ 対象者に取り入れたいと思う予防方法を聞く。本日紹介した予防方法を振り返る。	対象者にできる予防法を尋ねることで、熱中症予防に対する意識を確認する。	
	高齢者が抱いている疑問や思いを知るため。また、疑問を解消してもらうため。	＜質疑応答・感想＞	ここで答えられなかった質問には後日返答する。	
	地区全体で熱中症予防に取り組めるようになるため。	＜挨拶＞ 感謝を伝える。配布したレジメを持ち帰り、今回参加していない住民にも広めてほしいことを伝える。	ここで出なかったことはアンケートに書いてもらう。アンケート用紙は昼食前に配布する。	アンケート用紙

図16　熱中症　健康教育企画書（つづき）

健康教育評価表

実施地区（　　　　　　　）　学籍番号（　　　　　）氏名（　　　　　　　）

	目標 健康教育の計画段階で設定した目標 健康教育で目指す対象者の姿（状態・行動） 地域の姿（状態・動き）	評価指標 目標を達成できたかを確認するために何をどのようにしてみるのか	評価時期 いつ評価するのか	評価方法 誰がどのように評価するのか	結果 対象者の反応 対象者の変化 周囲・地域への影響
企画（プロセス）評価 <企画内容は現状に適していたか> ・住民のニーズアセスメントは適切だったか ・目標は具体的で実現可能だったか ・対象特性に合った方法であったか ・対象者への PR は適切だったか ・健康教育が必要な人が参加したか ・予算は適切だったか ・地域の協力は得られたか ・実施時の対象者の反応 等	一般目標 ① 熱中症のメカニズムや症状、具体的な予防方法について理解することができる。 ② 熱中症予防に取り組もうという意欲を高めることができる。 行動目標 ③ 熱中症の予防行動を、日常生活や運動時に実施することができる。	（1）目標が具体的で実現的であったかを評価するために、対象者の表情や言葉、アンケートを実施する。 （2）掲示する媒体や配布する資料が対象者にとって理解を深めるために役立ったか。クイズや途中での質問をすることが健康教育参加への意欲に繋がっていたか反応や発言、アンケートで評価する。 （3）PR の仕方が適切であったかを評価するために参加者の人数を集計する。血圧測定の際に、対象者に健康教育があることを知っていたか反応をみる。 （4）健康教育が必要な人が参加したかを評価するために属性（性別、年齢）、日常生活状況をアンケートで集計する。 （5）対象者の表情・発言から、実施時の対象者の反応を評価する。 （6）住民のニーズアセスメントが適切であったかをアンケートで日常生活状況を把握することにより評価する。	（1）、（2）健康教育実施中に対象者の表情や発言、最後の感想、実施後のアンケート、昼食の際に評価する。 （3）健康教育参加者の人数を開始前に集計し、血圧測定時に健康教育の実施を知っていたか尋ねる。 （4）健康教育終了後のアンケートにより健康教育が必要な人が参加したか評価する。 （5）健康教育実施中に、対象者の表情や発言を見る。 （6）健康教育終了後のアンケートによりニーズアセスメントが適切であったか評価する。	（1）学生が健康教育実施中の対象者の反応やアンケート、昼食時の会話から目標が具体的で実現可能であったか評価する （2）学生が対象者の反応やアンケート、会話で媒体などが対象者に適したもので内容理解に繋がっていたか評価する。 （3）学生が健康教育の参加人数集計や対象者との会話から前回の PR が対象者に伝わっていたか評価する。 （4）学生がアンケートにより参加者に健康教育が必要であったかを評価する。 （5）学生が対象者の表情や発言を見ながら健康教育実施することで、対象者の反応を評価する。 （6）学生がアンケートで日常生活状況を把握することにより評価する。	（1）アンケートでメカニズム理解は「よく分かった・分かった」が 21 人中 18 人、症状理解は「よくわかった・分かった」19 人中 17 人、予防方法は「よくわかった・分かった」19 人中 19 人であった。これからの生活で、熱中症への予防行動をとっていきたいと思いましたか？という質問に対して「とても思えた・思えた」20 人中 19 人であった。メカニズムの説明時にはうなずいたり、納得したような様子が見られた。症状と対処法では「そうするんやね」というような発言があった。予防方法では後に質問した際に「水分補給大事やね」などの発言が聞かれた。 これらの反応がみられた理由として、参加者の興味関心を高めたり理解を深めるために以下の工夫を行ったことがある。 ①内容の組み立て まず熱中症の搬送状況を伝え、夏場であるこの時期に・特に高齢者に熱中症予防が重要であることを説明したあとメカニズムと症状を説明した。これらを踏まえて予防方法を紹介したことで、一連の内容が繋がり予防方法に結びつき理解を深められるようにした。また、冒頭で○×クイズを行い、本題に入る前に興味関心を高められるようにした。②説明方法 参加者が説明のポイントを押さえることができるよう内容に合わせて媒体を指さしたり、簡単な言葉に言い換えて説明を行った。また、説明の中でクイズの解説を取り入れたり、既に説明した内容を再度繰り返すことで理解を深められるようにした。説明する際は笑顔で参加者の方を向き聞き取りやすい声で話し、学生も参加者に関心を持っていることを示すことで参加者にも話に興味関心を持ってもらえるようにした。さらに、簡単な動作を取り入れたり（例：メカニズムの説明時に団扇などで一緒に扇ぐ）、問いかけをしてから話に入るようにすることで、参加者が身をもって・考えながら説明を聞き理解を深められるようにした。 ③媒体 救急搬送数のグラフに具体的な数値を入れることで参加者が数で搬送数の多さをイメージすることができるようにした。また、血管拡張・収縮を表す媒体を模造紙に加えたり、説明の合間に新たな媒体を貼れるようにしたことで、動きのある媒体になり、参加者が媒体の変化を興味を持って見ることができるようにした。さらに、文字だけでなく絵も用いることで視覚的にもメカニズムや予防方法を理解できるようにした。 ④配布資料 メカニズムを加えながらも症状への対応方法と予防方法を中心に載せることで、参加者が生活のなかで行動をすぐとることができるようにした。 以上の工夫がはじめに示したアンケート結果や問いかけや説明に対する反応に繋がったと考える。 このことから①②の目標達成とした。③は今後も継続観察が必要である。 （2）アンケートでメカニズム理解は「よく分かった・分かった」が 21 人中 18 人、症状理解は「よくわかった・分かった」19 人中 17 人、予防方法は「よくわかった・分かった」19 人中 19 人であった。これからの生活で、熱中症への予防行動をとっていきたいと思いました

図 17　健康教育評価

表 健康教育の演習における学習プログラム（つづく）

回	■テーマ ★ねらい・学習目標	学習方法	プログラム
1	■対象者が参加する地域活動の紹介 ★対象者の理解に必要な地域活動の過程や状況等を知る	講義	・対象者が参加する地域活動概要の説明 ・対象者が参加する地域活動を運営している担当者から事前に説明を受ける
2	■対象者理解 1 ★対象者や地域の健康課題を明らかにするための必要な情報収集の視点と方法を理解する	グループワーク	・情報収集内容及び方法の検討 ・加齢変化のメカニズム確認
3	■対象者理解 2 ★対象者と直接関わり，対象者の生活の姿や考えを理解する	学外演習：ふれあい交流参加	・挨拶・コミュニケーション 健康教育の事前情報収集（対象者・地域・会場）
4	■健康教育の企画：地域の健康課題とテーマ設定の検討 ★対象者の実態から情報を整理し，健康課題を抽出する ★どのような健康行動をとることができるようになることが重要か，そのための支援としてどのようなことが必要か健康ニーズを考える	グループワーク	・健康課題の検討 ・健康教育テーマの設定 ・健康教育のテーマに関する情報（医学的情報・生活や保健指導に関する情報等）を収集し，基礎知識の確認 ・健康課題の発生メカニズムと関連要因の確認 ・健康ニーズの検討
5	■健康教育の企画：健康ニーズを踏まえた目標設定	グループワーク	・健康課題と健康ニーズを踏まえ，健康教育の必要性を検討する ・疾病や障害の予防のために，どのような健康行動をとることができるようになることが重要か検討する ・健康教育がめざす目的と今回の健康教育の到達目標を検討する
6	健康教育の企画：健康ニーズを踏まえた教育内容の精選・展開	グループワーク	・健康ニーズと目的・目標を踏まえ，行動変容をするために必要な教育内容（知識・技術）を精選する ・効果的な教育の展開（導入・展開・まとめ）を検討する
7	媒体・シナリオの検討・作成 評価計画の検討	グループワーク	・シナリオを検討し，素案を作成する ・シナリオに必要な媒体を検討し，素案を作成する ・デモストをしながら媒体，シナリオを修正する ・評価計画を検討し，作成する
8	健康教育の企画	グループ発表	・健康教育の企画（評価計画含む）についてディスカッション後，修正する
9	効果的な健康教育の工夫	グループワーク	・デモストをしながら，効果的な媒体，理解しやすいシナリオになるよう修正し，主体性を高める働きかけとなるよう工夫をする

表　健康教育の演習における学習プログラム（つづき）

回	■テーマ　★ねらい・学習目標	学習方法	プログラム
9	効果的な健康教育の工夫	グループワーク	・聞き取りやすく，理解しやすいように話し方や伝え方を工夫し，実施できるよう練習する ・評価計画を検討・作成する
10 11	健康教育の実施	学外演習	・ふれあい交流参加 ・健康教育実施 ・評価情報の収集
12	健康教育の評価	グループワーク	・健康教育実施の振り返り
13 14	健康教育の企画から実施までの評価	グループ発表	・健康教育の企画・実施・評価について

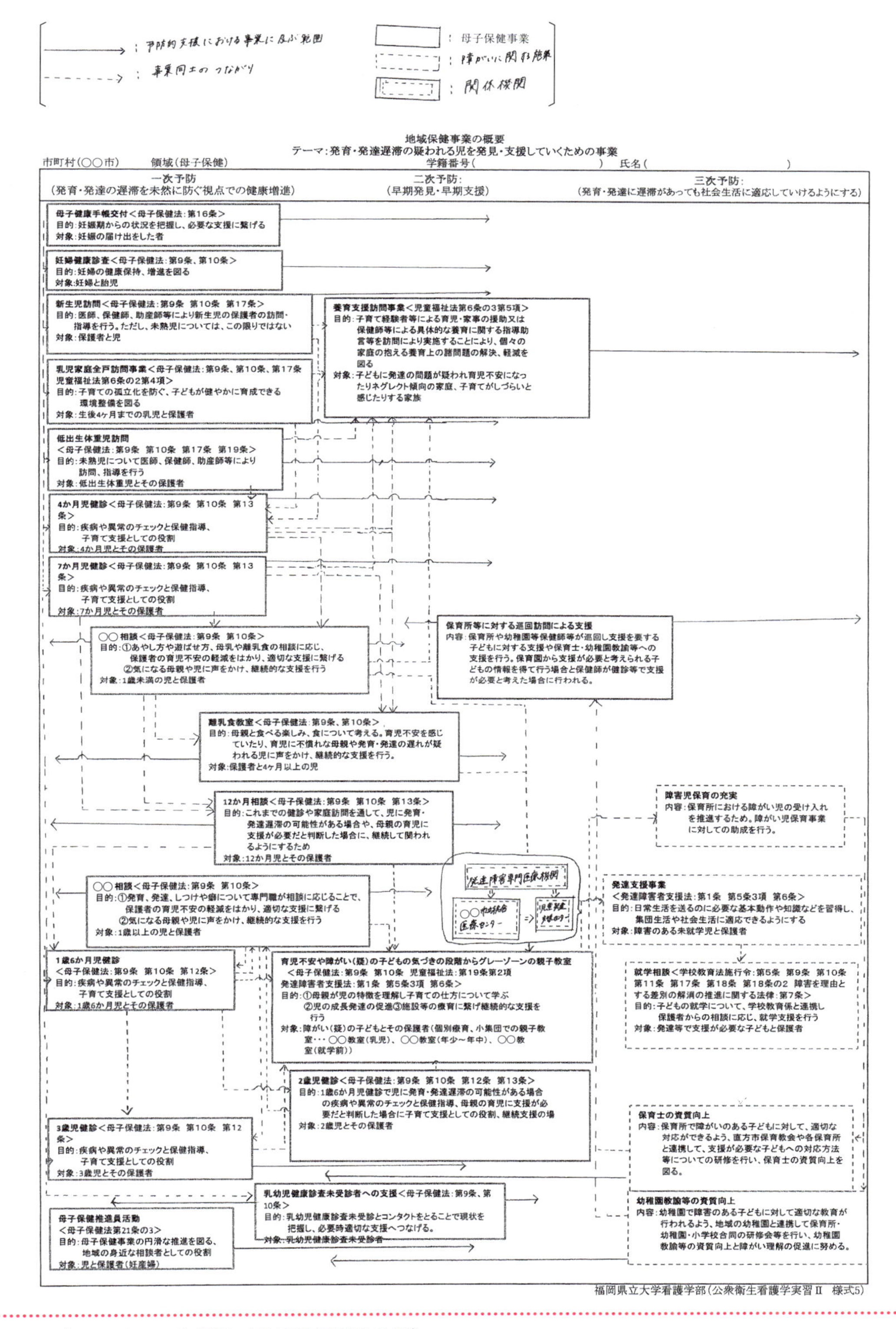

図18 一次・二次・三次予防(母子保健事業の例)

11章 地域包括ケアシステム構築に向けて
―地域における保健活動の実践例―

地域の健康課題の見え方が保健活動のあり方を規定する。健康課題を捉えて地域の実態に基づく保健活動へと展開することが必要である。地域住民のQOL向上のために，健康課題をどのように解決する必要があるか捉えること，個別の健康課題にとどまらず，地域全体の健康課題解決につなげること，サービス提供者である専門職間のみでその課題解決について議論するのでなく，地域住民のニーズをとらえる段階から共に協働し，健康課題解決のために専門職と地域住民と課題共有し活動を共にすることが重要である。

地域住民にとって，切実な健康課題を捉えるためには，個人の生活体験の中から健康にまつわる問題を把握する必要があり，その問題がどのような生活状況や生活環境の中で生じているのか理解し，地域住民や地域の関係者にとっても健康課題であると認識されれば，地域における活動へと発展する。そのためには，支援者である保健師が捉えた健康課題について住民や関係者と共に話し合い，どのような活動が必要か一緒に考えていくプロセスが重要となる。

本章で保健師の実践現場において，地域の保健活動へとつなげる健康課題の把握方法として，①個別事例から地域の健康課題を把握する方法，②関係機関や地域のキーパーソンへのインタビューをもとに健康課題を把握する方法，③既存の資料に基づく地域診断により健康課題を把握する方法，を紹介する。また，地区踏査，キーパーソンへのインタビュー，家庭訪問，集団への健康教育等を実施し，小地域において保健活動を展開する実習の事例を紹介する。

1. 地域の課題を構造的に見る

複数事例を集めて比較することで（共通の要素を把握する，プロセスの違いで変化を推測するなど），一つの事例でとらえきれない隠された事実をとらえることができる。

地域の健康課題を単なる思い付きで予想するのではなく，前後のピースによって空白を予測するように事実の推測ができる。

保健師は，個別事例にかかわりながら地域の健康課題を把握している。多くの事例を経験したベテラン保健師は，体験を積み重ね，つなぎ合わせて空白を予測している。初学者は，そのプロセスを可視化することで根拠を持ったアセスメントができる。また，当たり前に見えていた現象から新たな事実や実態が浮かび上がって見えてくることにつながる。

このプロセスを適切に可視化することで他者と事実と判断を共有することができる。このプロセスによって，地域の実態と地域の健康課題抽出の共有につながる。

このような地域全体の課題解決のために行われている保健活動の一端を学生は学び，学習につなげている。

(1) 市における地域包括ケアシステム構築

超高齢社会に突入することが予測されており，高齢者の抱える問題をいち早く市全体の関係者（地域住民を含む）と共に議論を始めている。市では，地域住民より捉えた健康課題を解決するために，専門職の組織と共に話し合える場を作った。しかし，地域住民が解決したい課題と専門職が解決したい課題が直ぐには結び付かないと捉え，地域住民を含めた課題解決のための部会と専門職が議論できる場を作った。健康課題を解決するという共通点はあるものの，具体的な解決のためには別の部会により議論を進めたほうがよいと判断し，3年間議論を積み重ねている。そして，その課題抽出方法として，「デルファイ法」により課題の優先順位を明確にしたり，「フォーカス・グループ・インタビュー法」を具体的な課題検討のために用いている。

地域住民の課題解決のための公平性を保つための様々な工夫がなされており，公衆衛生を専門とする専門職の視点と行政に所属する行政職の視点を両方もちえ，市全体の健康レベルを上げるための支援の展開方法について，学習ポイントがある。

(2) 2次医療圏内の看護職同士の連携

地域包括ケアシステム構築においては，切れ目のない在宅医療と在宅介護の提供体制の構築推進のため，まずは看護職同士の横の連携が必要であり，医療モデルから生活モデルへと健康概念は転換し，cure 志向から QOL 志向へヘルスケアシステムの転換が必要である。そのためにはまず看護職同士の顔の見える関係作りを行うことであると考えた。2次医療圏内における地域医療推進のためには，行政を含む看護職の連携が求められている。看護職同士は，教育ベースが同じであり，相互の理解が深まれば，病院から在宅医療へ向けた切れ目のない医療を提供する体制づくりは加速してきており，看看連携においても「病院看護師と訪問看護師等との連携が重要である」と調査による結果を元に具体的な研修が進んでいる。その研修会の企画や運営，そして，周知など，看護職間をつなぐ要として保健所保健師が展開したプロセスの学習ポイントを紹介する。

(3) 県内の在宅医療を支える訪問看護ステーションの体制整備

県は訪問看護の事業所数は増加傾向にあるが，小規模な事業所が多く，人材確保が困難，提供可能なサービスに差がみられるなど，様々な課題を抱えている。訪問看護ステーション間の連携や人材育成等に係る意見・情報交換会を開催するとともに，訪問看護師について高度な医療管理への対応力を向上させる研修を実施することにより，訪問看護ステーション間の連携・協力関係の構築を推進し，24 時間・365 日対応可能な訪問看護体制の整備を図ることを目指している。在宅医療の中心的な要として訪問看護師の果たす役割は大きく，それぞれの地域での活躍が期待されている。この事業は，県内を 19 地域に分けられている各地域の訪問看護ステーション間の交流を図るための会開催や同行訪問を行う内容となっている。核となるステーションが音頭を取り，コーディネート役として，19地域それぞれの企画運営を行っている。県域全体での課題を共有し，地域格差のない状態を図れるよう支援を行っている。その共有となる課題について，今後，在宅医療が必要とする人々の支援体制整備についての学習ポイントとなる。

2. 市における地域包括ケアシステム構築の取組み―在宅医療・介護連携推進事業の展開を中心に―

①地域支え合い体制づくり検討委員会から会議へ

地域支え合い体制づくり検討委員会では，当初，医師会，区長会，地域活動活性化協議会，民生委員児童委員協議会，老人クラブ連合会，社会福祉協議会，保健福祉事務所，県立大学，庁内関係各課の多職種多機関の代表者12名で検討していた。2回の検討委員会の経過の中で，住民と専門職が一堂に会して議論することの困難さや「見守り活動」と「地域包括ケアシステム」を一堂に検討することには無理があることなどが論議された。3回目の検討委員会で，「地域の見守りネットワークの構築」を検討する「見守り部会」と「包括ケアシステムの構築」を検討する「包括ケア部会」の2部会制にすることや，地域の見守りや介護等の関係団体を加えて運営することが決められた。

その後，個別事例を検討する個別ケア会議の設置が決められた。

②見守り部会の取組み

見守り部会は，高齢者の見守り体制や生活支援サービスの構築を中心に，地域の代表者と関係団体等からなる部会である。

高齢者の見守りについては，これまでの民生委員による訪問活動や老人クラブ会員による友愛活動などの見守り活動に加え，地域と関係機関，行政等が連携した4つの高齢者見守りネットワークを構築し，高齢者が孤立せず，安全，安心が守れるシステム作りを目標に実践している。

1つ目は，このシステムの根幹となる見守り活動で，住民を主体とし行政区単位で取り組む，地域のつながりの再構築を目指した，「地域ほっとネットワーク」である。これは，地域の方に「だれが」「だれを」「どうやって」見守るかを検討いただき，それぞれの地域の実情に合った形で高齢者の見守りを行う活動である。

2つ目は，「見守りネット活動」である。これは，市内の事業者が日常業務の中で高齢者等の異変を察知した場合に市へ知らせてもらう見守り活動である。

3つ目は，「高齢者等SOSネットワーク」である。これは，事前に行方不明の心配がある高齢者等を市に事前登録し，行方不明者が発生した際に，警察や介護サービス事業所，市民等が情報を共有し，早期発見・保護を図るものである。

4つ目は，一人暮らし高齢者等の安否確認を行う「配食サービス」である。市では，この4つのネットワークを連携させるシステムを構築し，関係機関の協力を得ながら充実させ，高齢者の安心，安全，笑顔を守って行くようにしている。

③包括ケア部会の取組み

包括ケア部会は，医療・介護の専門職を中心とした部会である。市の地域包括ケアシステム構築に対する課題とその優先順位を検討し，整理することにした。課題抽出の方法は，包括ケア部会委員12名を対象とし，質問紙調査法であるデルファイ法調査を行った。また，医療と介護の連携は地域包括ケアシステム構築の重要な要素であると考えられ，地域の中でその両方と連携している訪問看護ステーションの看護師等に実態を聞くため，フォーカス・グループ・インタビュー法を用いた。部会において，これらの調査結果で得られた市の関係者及び関係機関の実態を基に地域包括ケアシステムの構築に必要な取組みについて検討した。

●デルファイ法調査の結果

本市の地域包括ケアシステム構築上の課題として，23項目の優先順位付けられた課題が抽出された。その中でも，優先順位付けられた上位7つの課題は，1位「地域の医療・介護情報の集約不足」，2位「多職種連携の不足」，3位「24時間，365日の在宅医療・介護提供体制が不十分」，4位「専門職の力量不足」，5位「医療，介護，予防，生活支援の各々の相互理解の不足」，6位「住民が自助・互助の意識が低い」，7位「訪問診療や在宅看取りを行う医師の不足」であった。

●フォーカス・グループ・インタビュー法によって得られた結果

フォーカス・グループ・インタビュー調査の分析方法は，録音記録を文章化し，事務局職員が目的と関連する部分を抜き出し，KJ法によって，次の手順で質的分析を行った。1）録音記録の文章化，2）キーワードの抽出，3）ラベル化，4）グループ編成（KJ法），5）表札作成，6）関連性の図式化である。得られた結果の主な内容は表のとおりである。

包括ケア部会では，この2つの調査を基盤として，デルファイ法調査で抽出された上位7つの課題を中心に，本市の取り組みと各組織及び職能団体も対策を講じ，地域包括ケアシステムの構築を推進している。

④各課題に対する市の取組み―上位3つの例―

地域の医療・介護情報の集約不足：医療・介護の地域資源の情報冊子「在宅療養のしおり」を住民及び介護支援専門員，病院の退院支援窓口等に配布をしている。この冊子は毎年，新しい事業所情報を追加し編集すると共に，再調査を行い改編した。地域包括支援セ

表　フォーカス・グループ・インタビューの内容（一部抜粋）

・多職種の各々の職種の勉強会等は開催され意識は高まっているが，連携を円滑にするためには「顔の見える関係」づくりが大切である。
・家族や多職種間の情報共有はノート等で行っているが，ICTの活用等，新たな情報共有方法の検討が必要である。
・5年前に比べると連携はスムーズになり，地域に出てくださる医師は増えた。医師も各訪問看護ステーションの特徴を捉え，組み合わせて活用している現状もある。しかし，全体から見ると多職種連携は不十分である。
・入院から必要な在宅準備や検討がなされないまま地域に戻ってくるケースがあり，早期に対応することで寝たきりを防止できる等感じることが多い。地域の中の退院支援ルールの取決め等が必要である。
・病院内の医師，看護職，MSW等の意識や理解が，在宅介護・医療に向いていない。

ンターのホームページを開設し，様々な情報の発信を行い，「介護予防・リハビリテーション資源マップ」，「在宅医療・介護資源マップ」の作成を行い資源の集約配信に努めている。

多職種連携の不足：年 1 ～ 2 回，グループワーク形式の模擬事例検討会を実施し，毎回，100 人近い多職種が集い，お互いの役割認識と横の連携づくりに役立っている。また県立大学との共催により，地域ケアに関わる人達が気軽に意見交換を行い，地域課題の共有，自らの気づきをもとに地域課題の解決を図ることを目的に，「ケア・カフェ A 市」を実施している。

24 時間，365 日の在宅医療・介護提供体制が不十分：看護職同士の横の連携から取り掛かることとし，急性期病棟，退院支援部門，訪問看護ステーション等の看護師の取組みを共有する「看看連携研修会」を行った。介護の要となる地域の介護支援専門員へのフォーカスグループインタビュー調査の結果，「病院と介護支援専門員の退院に関しての意思疎通が十分でない」など退院時等の連携課題が明確となり，退院時等連携会議を実施し，医療機関と介護支援専門員のスムーズな連携支援を行っている。主任介護支援専門員が中心となり「退院時等連携実態調査」の実施及び地域の退院時等連携の基本的な考え方を整理した「入退院時連携マニュアル」を作成し，関係機関に配布した。

⑤介護予防の推進

本市の地域包括ケアシステム構築においては，「在宅医療・介護連携」以外にも「認知症施策の推進」や「介護予防・日常生活支援サービス体制整備」等の取り組みがある。その中でも保健師は，介護予防の推進に主体的に取り組んでいる。市では介護予防の推進のため，保健センター等の庁内の関係部署や地域のリハビリ専門職との連携を重要視し，介護予防検討会議を設置し目標合意をした。

本市の要介護等認定者の状況として要支援 1, 2 の認定者である軽度者の割合が多いこと，要支援者の分析を行い，「筋・骨格系の疾患」が多く，通所介護の利用目的としては，「リハビリ」と「交流」が多い状況であることが分かった。このことから，他部門や社会福祉協議会等とも連携し，地域の中に交流の場をつくり，その場で介護予防を推進していくことを意識統一した。また，啓発活動としてリハビリ専門職と協働し市オリジナルの介護予防体操である「健康たーんと体操」の作成，介護予防地域資源マップの作成，個別ケア会議をはじめとした自立支援型ケアマネジメントの推進に取り組んでいる。

⑥地域づくりの推進

本市では「認知症施策の推進」と「生活支援サービスの基盤整備」は社会福祉士を中心に，様々な施策を展開してきた。中でも，日常生活圏域である 8 中学校区毎に，地域の中で気軽に認知症相談ができ，認知症の人やその家族が集える場である認知症カフェを委託及び協定で設置を進めている。また高齢者が行方不明になった場合に早期に発見できるように「高齢者等 SOS 模擬訓練」を校区毎に実施するなど，高齢者の地域生活を支えるために必要な支援体制づくりを多職種協働で進めて来た。

➢〈社会福祉士から見た保健師に期待すること〉

本地域包括ケアシステム構築を行っていくうえで，保健師と社会福祉士は，地域に対してアプローチする方法は類似していると感じる。社会福祉士のアプローチでもミクロ，メゾ，マクロという支援の対象範囲があり，個別支援から地域課題の抽出を行い，市全域への課題解決実施などにつなげる。たとえば認知症施策においても行方不明の事例が発生し，個別の支援として関わっていくなかで，対象者が住んでいる地域において，認知症に対する知識がない，どのように見守りを行うか，行方不明時にはどのように対応したらいいか分からないといった地域課題に対して，認知症の講座や実際に行方不明事例が発生した際の対応方法について訓練する高齢者等 SOS 模擬訓練の実施をしている。その過程で認知症の人に対する必要な社会資源開発ということで，高齢者等 SOS ネットワークを構築し，事前登録制度の実施まで行っている。

このような地域への実践の中で保健師に期待することは，医療の視点から見た地域課題の抽出及び，解決方法の検討である。地域に出ていく専門職の中で医療分野と言えば，まずは保健師が思いつく。疾患についての普及啓発はもちろんであるが，なぜその疾患が特定の地域に多いのか地域診断を行い，エビデンスに基づいた予防策について検討し，地域へ提案及び実践できることが保健師の強みである。社会福祉士は地域課題のカテゴリーを正確に見極め，解決策に向けたコーディネートを行うが，保健師と常に行動ができ保健師の視点と社会福祉士の視点で地域に迅速に対応できる体制が地域包括ケアシステムの構築において，重要であると日々感じている。

3. 在宅医療推進における看看連携体制づくり

当該施設のある二次医療圏は人口 20 万人程の 7 市町の農山村地帯であり，在宅医療が充実しているとは言い難い現状である。地域包括ケアシステム構築を図る上で，看護責任者との顔の見える関係作りに加え，地域全体を相互にマネジメントし，地域医療推進のためには，行政を含む看護職の連携が求められている。

1）取り組みの経緯

①地域医療を推進するためには，まず地域の医療活動の内容を理解する必要があると考えた。看護責任者会議の発足にあたっては，A 病院の看護部長の尽力により，201X 年より二次医療圏の医療機関（病院）や看護学校など 17 施設の看護責任者会議全体への参加呼びかけを行った。議論内容は，看護師確保の問題や診療報酬改定への対応などであり，開催頻度を年 4 回とした。そのうち 1 回は講師を招いて，看護の新しい取り組み状況や医療政策の動向についての研修会を行い，看護管理者自身の力量形成も図った。施設を超えて情報共有の場ともなり，会議の開催場所を輪番制とし各施設の見学も含めすすめたことで相互理解が深まった。この会議は，急性期・慢性期・精神科・看護学校など看護全領域が含まれており，相互理解と同時に求められる役割について議論する場となり，看護責任者間のオープンな関係性の構築に繋がったと考える。

②その 2 年後には，県型保健所を中核に在宅医療推進に関する取り組みについての報告を聞き，地域包括ケアシステムを構築していくためには，行政との連携が必要であると考えた上記の看護責任者会のリーダーは，保健所保健師に直接声かけを行った。保健所保

健師は，在宅医療推進のために数年，訪問看護ステーション連絡協議会との連携を行っており，保健所と訪問看護ステーション看護師との連携は行われていることを知った。病院の看護師はその構成メンバーに入っておらず，今後の地域医療を展開していくためには，病院の看護師と訪問看護師および地域包括支援センターの保健師等との情報共有の場が必要であるということを確認した。そこで，看護責任者会議関係者と訪問看護ステーション協議会との合同会議を保健所の音頭で取り組むことになった。

病院側と訪問看護師双方の理解を深める上で，「在宅医療支援体制・退院時の連携の状況」の実態をつかむ調査を実施することができた。調査内容は，病院看護師・訪問看護師に対する要望や看看連携に対する課題についてとした。結果より，情報共有の必要性や退院時カンファレンスへの参加の必要性などが示唆され，在宅医療推進していくためには，医療職の連携が重要であり顔の見える関係作りを求めていることが確認できた。調査結果を踏まえ，看看連携研修会へと繋がっていった。

2）地域包括ケアシステム構築における看護提供体制の検討

看護職それぞれが所属する組織のみにとどまらず，所在する地域全体を視野に入れた看護管理が求められている。病院内の専門職のなかで多くを占める看護職の影響力は大きく，まず，医療機関内の看護職にも地域医療の理解を広げ，さらには組織外の看護責任者がつながることが必要であると考えられる。1）で述べたように A 病院の看護部長が「顔の見える関係つくり」のための会議を発足させた。そのことにより，①各施設の医療機能を理解するという点において有効であった。②在宅医療推進に向け病院から在宅に移行するための課題抽出のためのアンケート結果から「病院から在宅医療へ向けた切れ目のない医療を提供するためには，病院看護師と訪問看護師等との連携が重要」と共通認識をもった。③地域格差のない状態をつくるためには，情報交換の場づくりや課題を検証するためには保健所保健師の役割が重要であると認識した。これらのことをふまえて，病院看護師，訪問看護師，行政の保健師を交えて，看看連携研修会を共同で企画し開催することとなった。

第 1 回看看連携研修会は在宅医療の推進に向けて，病院看護師・訪問看護師・行政の立場から各々の取り組みを報告。グループワークでは，在宅医療を支えるために，自分達にできることを論議する機会となり，役割や機能に対する理解が深まったと考える。

第 2 回看看連携研修会は「医師からみた地域包括ケアシステムにおける看護師の役割」の講演と連携で取り組んだ事例紹介により「肝臓がん末期の事例に対する支援経過」を報告した。事例からみえたことについて議論した後，グループで，看看連携を強化する上で，自分達に何が求められているのかということを認識する機会となった。

第 3 回看看連携研修会では，今後を踏まえ看護職個々人が抱える課題を言語化し，共同の取り組みができることを目的にワールドカフェ方式で対応した。看護の専門職としての自覚をしっかりと認識でき，地域全体で患者を看護するというミッションについて確認することができた。そのためには，明確な情報伝達の方法としての看護サマリーの見直しの重要性や退院前カンファレンスへの参加が必要であると考えた。

第 4 回看看連携研修会では，救急看護認定看護師より自己体験で培ってきた病院と在宅医療の違いについてなどを具体的な事象を元にした講演内容であったため，在宅をイメージすることや社会保障制度などを理解することの重要性について確認できた。

これらの研修を通して，病院看護師は入院時から退院後の生活をイメージがつきにくいため，その理解を深める方法や訪問看護師へスムーズに繋ぐ必要性について認識する機会となった。また，相互体験研修においては，お互いの職場がどのような役割を担い，日々の医療活動に取り組んでいるかを理解する機会となり，多くの気づきをすることができた。この体験により相互間の連携の質の向上が図れたと考えている。今後多くの機関において，研修ができるようマネジメントする必要がある。地域包括ケアシステムを構築していくためには，看護管理者はマネジメント力を発揮し，行政との連携を図りながら，地域の医療体制の動向を理解しながら，今後も看護責任者会議において，行政は地域格差をなくす民間に対する公平性のある立場を活用し，地域住民に公正な情報が伝達され，看護全体の力量が上がるような体制作りを行う必要がある。

4. 県訪問看護ステーション連携強化事業

1）事業目的

(1) 交流会

各地域において，地域内の訪問看護ステーションの現状を情報共有し，訪問看護ステーション同士が事業や人材育成などの連携・協力に関して意見を交換することにより，連携を強化し，24 時間・365 日対応可能な訪問看護体制の構築を促進することを目的とした。

(2) 同行訪問研修

看取りや高度な医療管理等を経験する機会が少ない訪問看護ステーションの訪問看護師のスキル向上を図ることにより，訪問看護体制の構築を促進することを目的とした。

2）同職種の看護の連携について

在宅医療の中心的な要として訪問看護師の果たす役割は大きく，それぞれの地域での活躍が期待されている。しかし，訪問看護ステーションの事業所数は増加傾向にあるが，小規模な事業所が多く，人材確保が困難，提供可能なサービスに差がみられるなど，様々な課題を抱えている。

この事業は，県内を 19 地域に分けられている各地域の訪問看護ステーション間の交流を図るための会開催や同行訪問を行う内容となっている。核となるステーションが音頭を取り，コーディネート役として，19 地域それぞれの企画運営を行っている。

(1) 交流会

本事業の交流会内容は，「各ステーションの看護ケア情報共有」「在宅での看取りの現状と課題」「24 時間体制の整備に向けた訪問看護ステーション間の協力と連携」「人材育成方策」等のテーマで開催されている。訪問看護ステーションが共通して抱えている課題に対する情報交換の場になっている。

(2) 同行訪問

19 地域のコーディネーターを中心に事前準備として，地域内の訪問看護ステーションから同行訪問の希望を聞き，家族，訪問看護ステーション間の日程調整を図り実施している。訪問看護ステーション看護師 3 人以上の同行を目標とし，コーディネート先となる訪問看護ステーションが指導者となりケアの質を高めることを目的としていた。特に，小児の訪問看護の経験がない看護師の小児看護スキルを高めるためや終末期の看護，あるいは，その際の人工呼吸器装着患者に対する技術の習得を目的とした同行訪問が多かった。

(3) 現状に対する課題

交流会については，実施回数も年間 2 〜 7 回とばらつきがあり，平均回数は 4 回開催している。1 回あたりの参加者人数は 7 名〜 147 名とかなりばらつきがあるが，平均 28.5 名であった。

交流会に課されたテーマは 8 つあり,「各ステーションの看護ケア情報の更新及び共有」,「在宅での看取りについて」,「24 時間体制の整備に向け訪問看護ステーション間の協力と連携」,「人材育成方策_,「緊急時対応及び災害に備えた体制」,「高度な医療管理への対応」,「終末期患者等の退院支援」,「その他地域の実情に応じたテーマや事例検討」である。そのうち,「在宅での看取りについて」と「24 時間体制の整備に向け訪問看護ステーション間の協力と連携」,「各ステーションの看護ケア情報の更新及び共有」に取り組んでいるところが多く,「その他地域の実情に応じたテーマや事例検討」に結びつけていた。

また，課題項目やストーマ管理，気管切開後の患者や嚥下困難者へのケア，特定の疾患に対するケア，小児に対する訪問など医療的専門性の高いものや，人材育成の現任者研修，口腔リハビリなどでの ST など他職種との協働に関するもの，スタッフのこころのケア，グリーフケア，弁護士を講師に招いてのクレーム対応研修など，実践的なテーマへと取り組みもみられた。さらに，災害時連携体制づくりに着手した地区もあった。交流会全体として，積極的に他職種との交流を図ったり，病院ナースとの退院時調整のための連携を図るなど，地域包括ケアシステムの具体的なネットワークに着手することができていた。広報の拡大や具体的テーマについての研修会，事例検討会，共同ツールづくりや交流会運営全体への反省・評価の会などネットワークづくりとその運営体制の構築が動き始めていた。

同行訪問については，他のステーションの看護師の研修を受けることでスタッフのモチベーションアップにつながり，他のステーションの看護ケアや技術も学べるなどその意義を感じていた。本事業では，交流会および同行訪問を通して，在宅医療を推し進める課題抽出と解決方法の検討を重ねてきた。交流会のような場があることで，テーマとなっている「在宅看取りの現状と課題」や「各ステーションの看護ケア情報や業務運営上の課題」について議論することができている。

よって，公的サービスの提供機関と地域住民の連携・協働，それぞれの能力や役割を発揮できる仕組み作りにもつながると考える。

5. 母子保健を通してライフステージにわたる地域包括ケアシステムの構築へ

B市の人口は約5万7千人，201X年度の母子保健状況は妊娠届出数456人，10代妊婦12人（3.0%），35歳以上妊婦77人（19.3%），妊娠後期届出者2人，妊娠届出時疾患ありの妊婦47人（内；メンタル7人），出生数436人，出生率7.68%，合計特殊出生率1.62（201X年），低出生体重児9.2% 40人（内；養育医療6人），生活保護率31.8‰，要対協相談件数448件（実数），特定妊婦報告数52人（13.0%），泣き声通告数3件，就学相談数55人（10.7%）である。

1）児童虐待防止し健やかな子育てを推進するための母子保健推進員制度

B市では，母子保健推進員の活動が盛んである。20数年前から母子保健推進員制度に取り組んでおり，当初3名から始めた母子保健推進員では，現在22名になっている。

母子保健法の改正で母子保健サービスの実施主体が市町村になったころは，母子保健を担当する保健師は1名しかおらず，保健師の増員が難しい時期であったので，3名の母子保健推進員の活躍が必要であった。看護師の資格のある母子保健推進員たちは，健診での保健指導，健診後のフォローとしての家庭訪問を保健師と一緒に行った。また，助産師の経験のある母子保健推進員による，母子手帳発行時のミニ母親学級なども行った。

核家族による孤立した育児，育児仲間を増やす取り組みが必要となり，保育士，幼稚園の免許を持っていた子育て経験のある地域の人を，母子保健推進員として加えた。育児サークルを作り，孤立している親子や，子育てに不安を抱えている母親を訪問し，育児サーク

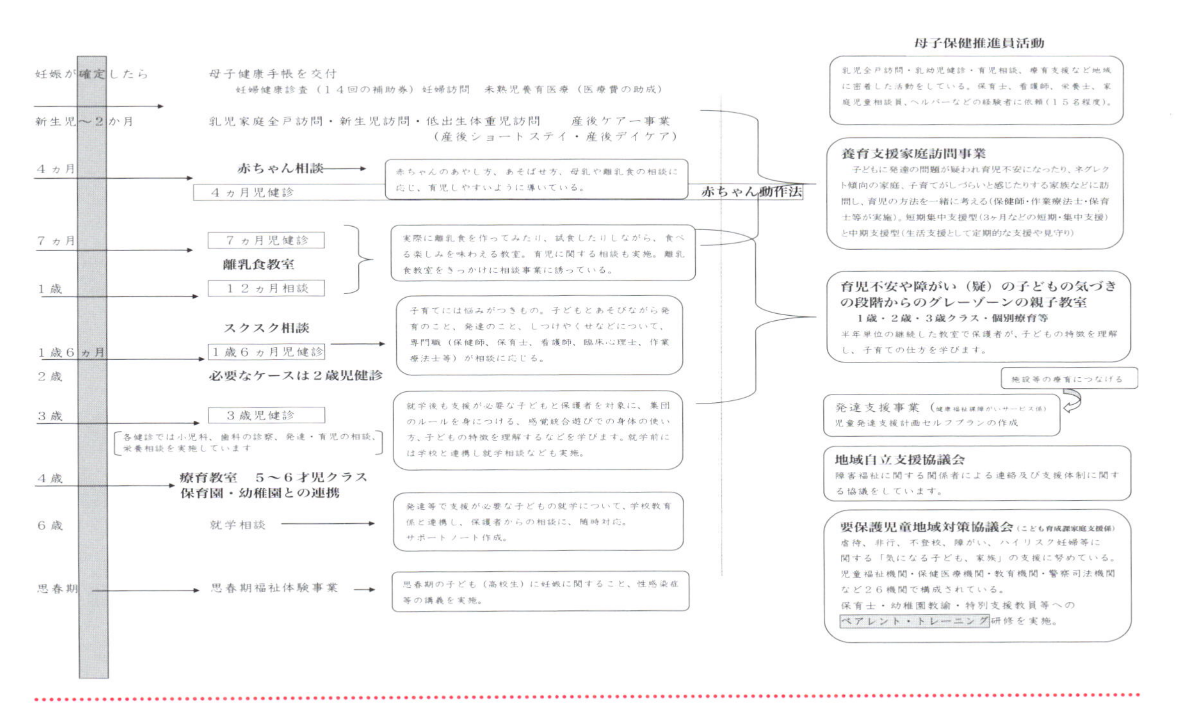

図　B市の母子保健事業

ルへと誘い，育児仲間を作る取り組みをした。

児童虐待防止法の制定時は育児サークルづくりもその予防対策の一環であった。新たに取り組んだのは，健診未受診家庭への支援である。健診未受診者への訪問には，コミュニケーション技術が必要であり，家庭児童相談員や児童相談所での勤務経験者の方に母子保健推進員として加わっていただいた。

発達障害者支援法制定時は，乳幼児健診で育児の困り感を持つ児の相談の増加，自閉症，発達障害と言う言葉が，社会でも使われはじめたころには，保育士や，発達支援の経験者の方が，母子保健推進員として加わり，養育支援訪問事業や，グレーゾーンの教室のスタッフとして活躍するようになった。

このように時代のニーズによって，地域に住んでいる専門性のあるスタッフが母子保健推進員として，現在も，乳児全戸訪問，母子手帳交付時の面談，支援プランの作成等の援助など，母子保健を支えている。

2）こども相談の一元化「子育て世代包括支援センター」設置

国の動向として，妊娠，出産，育児期の多様な支援ニーズにワンストップで対応する「子育て世代包括支援センター」を県下最初に B 市に設置した。設置に至るまでに，組織の見直しをし，支援体制を整備し，他職種が連携して支援できるしくみを作った。

●組織の見直し

教育委員会内に，健康福祉課が担当していた「母子保健」と「保育支援」の担当課として「こども育成課」を新設するとともに，健康福祉課と保護課に隣接する場所に配置し，専門職の連携を図りやすいようにした。子どもの支援・相談に関わるほぼ全ての部署が横にならび，どのような相談内容でも，即座に対応できる体制を作った。

組織を見直す以前の課題として，子どもに関する相談で複数の専門職の知識と経験が必要なケースの場合，組織が異なることでスピード感のある対応が困難であったことや，子どもの成長とともに，対応窓口が就学前の子どもを担当する保健師のいる健康福祉課から，教諭のいる学校教育課に移ることなど，連携が難しかったことが多々あった。組織の見直しによって，同じフロアーで，すぐに相談できる体勢が取れるようになった。特に，子どもの支援のアセスメントをする際に必要な子どもの生育歴を知る必要性を保健師は感じており，そのことが行政関係者が共有できるようになったことは，より具体的な支援の方法に導くことにつながった。ワンストップでの対応が可能になったわけである。

●支援体制の充実

児童虐待防止を大きな目標とし，子どもに関連する課題を解決するために，当時保健師が所属していた健康づくり係で現在から 15 年前に市児童虐待防止ネットワークを設置した。その 3 年後には児童福祉法への対応として，家庭児童相談員がその中心となる要保護児童対策地域協議会に移行した。そのことで，専門職だけでなく，行政の職員がその意識を持つことができるようになった。虐待防止ネットワークを設置した当時は設置の趣旨が伝わらず，学校側は情報を伝えることに抵抗を示すことが多かった。検討会を実施する中で，保健師の役割，妊娠期から就学に至るまで支援していることなども理解されてきた。検討会を実施できることで，行き詰っていたケースとの関係を再構築できたり，医療に結び付けられたりと，問題解決に導くことが多くなり，同時に他職種の役割や信頼関係が築けてきた。現在は，中心となるひとつひとつのケースについて検討会をすることは日常的になっている。成果として，虐待にいたる前の相談は増えているが，虐待が起こったあとの相談は減少傾向にある。保健師もその一員として，保健師が出来ることはなにかを模索しつつ，その役割を担っていくことが大切である。

現在，市要保護児童対策地域協議会（要対協）では乳幼児部会，児童生徒部会，そして，発達支援部会の３つの部会を設置し，それぞれ，母子保健保健師，家庭児童相談員，指導主事がコーディネート役を担っている。

発達支援部会では，７年前より県立大学と共同で，「ペアレントトレーニングの応用編」（ペアレントーニグ手法を用いた保育者・教師のスキルアッププログラム）を保育士や教員向けに研修会を実施している。

保健師は，保育園，幼稚園に乳幼児健診後のフォローとして巡回するなかで，保育園や幼稚園，学校の先生たちから，集団行動がとれない，どう支援したらよいのか，叱ってしまうなど，発達に困り感をもつ子どもたちの支援の方法がないかとの要望が寄せられた。保健師が子どもたちの発達状況を伝えるだけでは集団での支援を解決することにはなり得ず思案していた時期に，県立大学での「ペアレントトレーニングの応用編」の講義をされる先生との出会いがあった。

要対協の委員の一員である保育園や幼稚園，小学校，中学校，療育施設の担当者など多職種が同じ研修を同じ場所で行なうことが出来る。発達障害の事例，ネグレクト，愛着障害の事例を出し合い，手法として行動観察，記録により支援者自身の中で環境調整，言葉かけの方法を習得でき，それにより，子どもが変化していくといった具体的支援の取り組みを学ぶ機会となった。

保健師だけが学校の先生だけがどうにかと頑張るのではなく，多職種がそれぞれの役割を尊重し，アセスメントしたうえでの家族支援が有効だと感じている。保健師は，そういったニーズに応じた企画力と人脈を得る努力が必要である。

3）「子育て世代包括支援センター」産後ケア事業の取り組み

保健師は，①赤ちゃんを上手に抱っこできない，②母乳育児の知識がない，③赤ちゃんのサインを読み取れない，④お母さんに相談相手がいない，といった，現代の育児の現状やお母さんたちの困り感に接することが多い。

お母さんが抱っこをする，母乳を与える，お世話をする体験を産後の早い時期から体験できることで，赤ちゃんとの健全な交流を学べるのではないかと考えた。また「虐待」や「特定妊婦」などハイリスクだけでなく，広くすべての親子が愛着形成され，子どもが能力を伸ばしていけるような育児支援を目標にしたいと考えた。市の母子保健事業では，どうしてもハイリスク家庭の支援が優先になり，妊娠中の支援や連携が十分ではないことが課題であった。特に妊娠中からのポピュレーションアプローチが必要と感じており，２年前より「産後ケア事業」を実施した。

新生児訪問での相談は，授乳のこと，体重が増えているか，赤ちゃんが寝てくれない，なんで泣いているかわからない，夜泣きで親子で寝れない，家事が出来ないなどがあげられる。子育てに戸惑っているお母さんに，保健師が１～２時間の訪問で伝えられることは限られる。赤ちゃんとの付き合い方を１日寄り添ってお母さんに体験してもらえると少しは自信がつくかもしれないと思うことは多く，産後ケア事業で，①授乳がうまくいく体験（おっぱいケア），②からだを休めることができる（体の回復を促す），③赤ちゃんのいる生活に慣れる，といったことができればと考えている。

専門の助産師からのケアによって母親は受容される体験をし，子育てへの不安軽減が図られるとお母さんはケアされる満足感を得て子どもへの愛着形成が促されると考える。実際，産後ケア事業でショートステイをした親子は，

- 日中，一人で赤ちゃんといることが不安でたまらない，
- 母乳が出ていても与えられない，
- 育児のひとつひとつが気になり質問が多い，
- 里帰りしたが，折り合わず，すぐに帰って来た，といった状況の母子である。

産後の子どもへの愛着形成の時期は，同時に，母親自身の生い立ちや，親との関係を振り返る時期だと言われているが，そのことをこの時期に語れるほど母親は気持ちを整理することはできないと思われる。まずは，助産師からのケアによって，母親は受容され，母乳育児で心地よさを体験ができることが大切だと考える。世話をする体験がうまくいくと子どもへの愛着を感じられるようなしぐさがでてきた母親もいる。産後ケアだけでなく，保健師の訪問や，民間からの家事援助もプランにとりいれるなどして，それぞれ支援は継続中である。夜間授乳に一緒に寄り添ってもらうことや，赤ちゃんのいる生活を大変だけどなんとかやれそうという体験ができた母親もおり，産後の愛着形成に関わる具体的な生活を支援する取り組みになっていると感じている。職種の違う助産師と保健師のそれぞれの得意分野を生かした連携支援は，今後の母子保健において，必要なことと感じている。

4）思春期福祉学習事業

特定妊婦の支援をしていると，その前の対策が必要であるということを痛感する。市では，高校とタイアップして高校生の性教育を実施している。きっかけは，高校教諭からの「妊娠して退学する子どもがいる，学校を退学した先は支援が出来ない」と言うものである。保健師たちも，若年妊婦の家族背景などを知る上では，登校していた学校からの情報を得ることができれば，関係を築いたり家族を含めた支援ができたりするので，「ぜひ連携したい」と考えたことからである。若年妊婦の支援を共にする中で，その前の性教育をお願いできないかとの話になり８年前より「思春期福祉学習事業」をその高校で実施することが出来るようになった。学校との連絡が不可欠であるが，熱心に取り組んでいる先生が継続的にかかわっていただいたいていることで，現在まで続けることができている。

発足当時は，高校生の生活実態や性に関する知識の程度など，正直まったくわからないままのスタートであった。保健師や母子保健推進員が，出産の仕組み，乳児の世話の話などの内容を盛り込んだところ，「早く赤ちゃんが産みたい」と生徒が言い出すこともあり，本来の趣旨，目的を見直す必要があった。今この子たちに必要な知識は何かと思案し，性感染症や，中絶に関することなどを，助産師を加えてグループワークした時期もあった。しかし，関係がとれいていない生徒に，一度だけの講義でその生徒の悩みや背景を知らな

い状態で伝えられているのだろうかとの疑問も出て，アンケートを取るなどもしたが，本音を引き出すことはなかなか出来ない。ただ，保健師や助産師が身近な地域にいること，相談場所があることなどは伝わったようである。発足して5年後，県立大学の看護学生が実習にきており，高校生に身近な立場として，この事業の内容をどう充実すべきか，指導教員の先生も含め相談をした。県立大学の看護学生から，自分たちで性教育をしている話も聞き，ピアカウンセリングの視点で，高校生にかかわってもらうのはどうかと考えた。

現在は，実習の衛生教育の一環として，看護学生に「考えよう！　自分の現在とこれから―看護学生からのメッセージ―」を実施してもらっている。学生ならではの考え方は，新鮮で高校生の心に響くようでじっと聞き入っている。

あとがき

わが国は，人生100年時代と言われ，高齢化率は上昇の一途をたどり，2025年には約30%，2060年には約40%に達すると予測されている。これに伴い要介護状態や寝たきり高齢者も急増すると推測されるが，医療制度改革により今後は更に入院日数の短縮化が進んでいる。その状況において，在宅療養者の家族介護者の介護負担は非常に大きく，ますます，独居や老々世帯など核家族世帯が増加し，その家族形態の変容により在宅介護の継続は厳しくなっている。国は2025年を目途に，「地域包括ケアシステム」の構築を掲げ誰もが安心して，住み慣れた家庭や地域の中で生活できるような，コミュニティケアやノーマライゼーションの具現化を目指している。保健・医療・福祉の社会資源には限りがあり，病院・施設から在宅へのシフトが加速していくなかで身近で療養者を介護する家族の介護負担はますます重くなると推察される。「ケアの包括性の確保」とは，保健，福祉，医療の専門職の相互の支援とボランティアなどの住民活動を含めた連携からなる多職種協同が地域で展開されることが不可欠である。その結果，地域住民のQOLの向上という観点からは様々な生活上の困難があっても，地域の中でその人らしい生活が続けられるよう，それぞれの地域の特性に応じた支え合いの仕組みをハード面，ソフト面におけるまちづくりが必要であると考えている。

今回のテキストの作成にあたり，まず小コミュニティ単位の住民組織の体制基盤づくりを手掛けるためには，地域住民の意見を形にしていく仕組みが必要であり，その声が行政に届ける仕掛けを学ぶ。すなわち，住民自らがなすべき役割を認識できるようにする教育的支援を学んでいる。

住民が費用負担を行う予防事業などは，国民皆保険制度になじんだ国民にとって受け入れがたい仕組みと思われがちだが，一部費用を負担することで自分の健康は自分で守るという意識と自覚が生まれる。これまでのような社会保障の見通しが立ちにくい我が国における地域包括ケアシステムを構築するためには，この要素（住民の意識）を持ち得る展開が必要であると考える。

平成27年度～30年度に実施した教育をもとにして作成したテキストであり，この教育を受けることにより保健師として巣立った卒業生たちの力になり得ているかが教育の評価になるが，まだその検証には至っていない。しかし，各地域で行われている地域包括ケアのシステム構築のための多職種・多機関の連携をすすめる為の具体的な取り組みの一つとして役立てていただければ幸いである。

保健師という専門職として1次予防を中心に実践活動を行い，数年間経たないと評価がみえないとお考えのみなさま，アクションを起こし続ければ必ず賛同してくれる仲間ができ，その仲間が増えれば，その歩みこそがシステム構築をしていることになると私は考えます。

尾形由起子

引用・参考文献

第1章

1）井伊久美子：コミュニティ・オーガニゼーション．尾﨑米厚・鳩野洋子・島田美喜編：いまを読み解く保健活動のキーワード　活動技術．153–156，医学書院．2002.
2）中村裕美子・井伊久美子・標美奈子編：住民の主体的組織活動の展開―地域保健活動のめざすもの―　介護者のつどいから介護を考える会へ．73–100，医学書院．1996.

第2章

1）松下拡：B 地域の健康問題の構造．中村裕美子他：標準保健師講座 2 公衆衛生看護技術　2 章公衆衛生看護における対象理解．26–39，医学書院．2016.

第3章

・Karmer, B. J.: Gain in the Caregiving Experience; Where are We? What Next? The Gerontologist, 37 (2), 218–232 (1997).

第4章

・佐伯和子：地域保健福祉活動のための地域看護アセスメントガイド 第 2 版 地区活動ならびに施策化のアセスメント・活動計画・評価計画の立案．医歯薬出版．2018.
・金川克子・早川和生監訳：コミュニティアズパートナー 地域看護の理論と実際 第 2 版．医学書院．2017.
・政府の統計窓口 e-Stat　統計でみる日本．総務省統計局．https://www.e-stat.go.jp/

第6章

・ライフサイクル，その完結（増補版）　E. H. エリクソン・J. M. エリクソン，村瀬孝雄・近藤邦夫訳，みすず書房，2011 第 10 版
・エリクソンとの対話　アイデンティティの探求　R. I. エヴァンズ，岡堂哲雄・中園正身訳，金沢文庫，1973.
・葛谷雅文．低栄養，新老年医学 第 3 版．大内 尉，秋山弘子編集．低栄養，東京大学出版会東京，2010；579–90.
・松下拡　地域の健康問題の構造：標準保健師講座 2．公衆衛生看護技術 第 2 章 公衆衛生看護における対象理解．26–39.

第7章

・渡辺裕子（2018）家族看護を基盤とした在宅看護論Ⅰ概論編，日本看護協会出版会，p. 96.
・渡辺裕子（2007）家族ケアの技を学ぶ渡辺式家族アセスメントモデルで事例を解く，医学書院，pp. 1−13．表1渡辺式家族アセスメントモデル．
・柳原清子・渡辺裕子（2012）渡辺式家族アセスメントモデル/支援モデルによる困った場面課題解決シート，医学書院，pp. 1, 19−27.
・渡辺裕子（2007）家族ケアの技を学ぶ渡辺式家族アセスメントモデルで事例を解く，医学書院，pp. 1−13.
・Marilyn M. Friedman : FAMILY NURSING Theory and Assessment, 1986，野嶋佐由美 他訳，家族看護学―理論とアセスメント，へるす出版，1993.

第10章

1）村嶋幸代編：最新保健学講座2 公衆衛生看護支援技術．メヂカルフレンド社，166, 2015.
2）松下拡：今考えておきたい 保健活動の基本―住民とともに進める健康学習．萌文社，2012.
3）日本健康教育学会編：健康教育 ヘルスプロモーションの展開．保健同人社，2003.
4）村嶋幸代編：最新保健学講座2 公衆衛生看護支援技術．メヂカルフレンド社，166−227, 2015.
5）中村裕美子，他：標準保健師講座2 公衆衛生看護技術．医学書院，168−203, 2016

第11章

1）杉本みぎわ・尾形由起子．訪問看護ステーション連携事業を大学から支援する―福岡県の実践から訪問看護の醍醐味を考える―訪問看護と介護　Vol. 23, No.10, 2018.

索　　引

英文・数字

和　文

か

さ

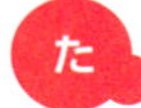
た

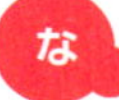
な

は

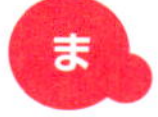

地域包括ケアをすすめる
公衆衛生看護学 演習・実習
定価：本体 2,800 円＋税
2019 年 9 月 10 日　第 1 版第 1 刷発行©
編集　尾形由起子　山下清香
発行　株式会社　クオリティケア
代表取締役　鴻森和明
〒 176−0005　東京都練馬区旭丘 1−33−10
TEL & FAX　03−3953−0413
e-mail：qca0404@nifty.com
URL : http://www.quality-care.jp/
印刷　株式会社　双文社印刷
ISBN 978−4−904363−81−2
C3047 ￥2800E